Vesna Ognjenović
Es soll dir gut gehen!

Edition Sozial

Vesna Ognjenović

Es soll dir gut gehen!

50 Workshops für die sozialtherapeutische Arbeit
mit traumatisierten Kindern und Erwachsenen

Mit einem Geleitwort von
Sabine Weinberger

Juventa Verlag Weinheim und München 2005

Die Autorin

Vesna Ognjenovic M.A.; Studium der Psychologie in Belgrad, Gutachterin im Sozialdienst der Jugendstrafanstalt Belgrad, Dozentin für Kinderpsychologie am Lehrerkolleg Belgrad, Mitarbeit im Labor für experimentelle Psychologie der Universität Belgrad, seit 1992 Arbeit mit vom Krieg betroffenen Menschen, insbesondere mit Kindern, seit 1994 leitet sie die Programme der Organisation „Zdravo da ste - Es soll dir gut gehen" zur sozialen Integration von Flüchtlingen des Bürgerkriegs in Jugoslawien.

Dieser Band basiert auf einem serbischen Originalmanuskript, das aus der Flüchtlingsarbeit der Belgrader Gruppe „Zdravo da ste - Es soll dir gut gehen!" entstanden ist.

Copyright des Originals: Vesna Ognjenović

Übersetzung aus dem Serbischen: Radmila Ninić

Herausgabe und fachliche Bearbeitung der deutschen Ausgabe:
Christiane Möcker und Jan Brauns
in Kooperation mit dem Bildungswerk UMBRUCH, Dortmund
und dem DFG-VK Bildungswerk NRW, Dortmund

Bibliografische Information Der Deutschen Bibliothek

Die Deutsche Bibliothek verzeichnet diese Publikation in der Deutschen Nationalbibliografie; detaillierte bibliografische Daten sind im Internet über http://dnb.ddb.de abrufbar.

© 2005 Juventa Verlag Weinheim und München
Umschlaggestaltung: Atelier Warminski, 63654 Büdingen
Umschlagabbildung: Signet der Belgrader Gruppe „Zdravo da ste / Es soll dir gut gehen"
Printed in Germany

ISBN 3-7799-2056-5

Zum Geleit

Sobald wir lernen,
uns selbst zu vertrauen,
fangen wir an zu leben.
(Johann Wolfgang v. Goethe)

„Es soll Dir gut gehen!", diese Überschrift ist programmatisch für das Konzept dieses im deutschsprachigen Raum einzigartigen Manuals. Die 30 Workshops für Kinder, ebenso wie die 20 Workshops für Erwachsene, sind durchgängig an der Salutogenese orientiert. Sie fokussieren nicht das Trauma, sondern den Aufbau von Selbstvertrauen, das Finden individueller Ressourcen, die Entwicklung sozialer Kompetenz und die Erweiterung der Handlungsmöglichkeiten verbunden mit dem Erleben von Selbstwirksamkeit.

Die erfahrene Autorin Vesna Ognjenović bezieht sich mit dieser Ausrichtung auf den entwicklungspsychologischen Ansatz des russischen Psychologen Lev Vygotskij (1896-1934), der in seinem Leben und Werk die unbegrenzten Möglichkeiten, kreativ die menschlichen Verhältnisse zu gestalten, betonte. Damit steht der früh an Tuberkulose verstorbene Psychologe in enger Verbundenheit mit dem fast gleichaltrigen amerikanischen Psychologen Carl Rogers (1902-1987), der seinen klientenzentrierten bzw. personzentrierten Ansatz auf das in jedem Menschen innewohnende Potenzial zur konstruktiven Veränderung aufbaute.

Das Thema „Traumatisierung" ist in den letzten Jahren im psychotherapeutischen Bereich wie auch im öffentlichen Bewusstsein vermehrt in den Mittelpunkt gerückt. Die neurowissenschaftliche Forschung hat viel dazu beigetragen, dass die Zusammenhänge zwischen frühen Traumatisierungen und späteren psychischen Erkrankungen im wahrsten Sinne des Wortes ‚sichtbar' wurden. Bildgebende Verfahren können zeigen, wie sich aufgrund traumatischer Ereignisse neuronale Strukturen bilden, die eine negative Stressregulation bewirken. Diese führt dazu, dass bereits auf geringfügige Auslöser mit einer überschießenden emotionalen Reaktion reagiert wird, z.B. mit großer Angst oder starker Aggression. Auf der anderen Seite zeigt sich aber auch die unglaubliche Plastizität des Gehirns, das so konstruiert ist, dass sich durch neue, positive Erfahrungen neuronale Prozesse und Strukturen wieder dauerhaft verändern können. Ergänzend zu traumatherapeutischen Interventionen, die von speziell ausgebildeten Psychotherapeuten bei entsprechender Indikation durchgeführt werden, müssen daher auch im Vorfeld von Psychotherapie Methoden angeboten werden, um traumatisierten Kindern und Erwachsenen zu helfen, neue Erfahrungen zu machen. Für diesen genuin sozialtherapeutischen Bereich sind die vorliegenden Workshops gedacht. Das Programm enthält viele Übungen, die auch im psychotherapeutischen - speziell im kinderpsychotherapeutischen Bereich – verwendet werden, um wieder mit den eigenen Gefühlen in Kontakt zu kommen, ein neues Körperbewusstsein aufzubauen oder um den Umgang mit der Angst zu lernen. Zentral sind jedoch die Interaktionen der Kinder untereinander und die Begegnung Kinder - Erwachsene. Der Autorin geht es nicht um die therapeutische Arbeit mit dem einzelnen Kind, sondern um die Kraft, die in der menschlichen Begegnung, der Kommunikation und Interaktion mit anderen liegt. Diese Arbeit in der Gruppe - deshalb auch der Begriff „Workshop" – hilft, die Einfühlung in sich und andere und das eigene kreative Potenzial wieder zu entdecken, sodass Erfahrungsgrundlagen dafür geschaffen werden, sich selbst als liebenswert, kompetent und handlungsfähig zu erleben.

Wie die Autorin in ihrer Einführung schreibt, hatten die Flüchtlingskinder „das Spielen verloren". Die Spielfähigkeit ist jedoch die Ressource des Kindes schlechthin. Auf der Spielebene kann das Kind Konflikte und traumatische Ereignisse darstellen, wiederholen und verändern, bis es sie in sein Selbstbild integrieren kann. Die Workshops helfen den Kindern, ihre Spielfähigkeit zurück zu gewinnen. Sie werden angeregt, das reiche Land der Phantasie, in der die verschiedensten Symbole als Ausdrucksmittel verwendet werden können und in der jeder - und das gilt auch für Erwachsene – durch das „So tun als ob" über sich hinauswachsen kann, wieder zu betreten. Dabei wird die große Erfahrung der Autorin im Umgang mit Kindern sichtbar, ihr tiefes Verständnis für die kindliche Ausdrucks- und Erlebniswelt und ihre große Sensibilität für ablaufende Gruppenprozesse.

Das vorliegende Programm geht in seiner Anwendbarkeit weit über den professionellen Einsatz bei Kindern und Erwachsenen, die durch Kriege und das Flüchtlingserleben traumatisiert wurden, hinaus. Es eignet sich in seinem ressourcenorientierten Ansatz für Kinder und Erwachsene, die in ihrer Lebensgeschichte durch Vernachlässigung, sexuellen Missbrauch und andere Gewalterfahrungen traumatisiert wurden. Wie Bindungs- und Säuglingsforschung zeigen, können aber auch alltägliche Interaktionserfahrungen traumatisierend wirken und ein lebensbestimmendes Gefühl von Ohnmächtigkeit und Hilflosigkeit hinterlassen.

Auch im präventiven Bereich sind die Workshops - speziell die Workshops für Kinder – einzusetzen. Das „Opfer-Sein" in Verbindung mit Demütigung, Abwertung, Ohnmacht und Angst, erleben Kinder in vielen sozialen Situationen - im familiären Rahmen wie im Bereich von Kindergarten, Schule und Hort. Für all diese Kinder - wie auch Erwachsene - ist dieses Programm gedacht. Es zielt darauf ab, ihnen ihre Würde wiederzugeben, sie wieder handlungsfähig zu machen und sie aus der Opferrolle heraus zu holen. Dabei ist es ein großer Vorteil, dass sich aus dem vielfältigen Workshopangebot einzelne Bausteine herausnehmen lassen - je nach Indikation, Zielsetzung und zur Verfügung stehender Zeit.

,Man kann einen Menschen nichts lehren, man kann ihm nur helfen, es in sich zu finden' (Galileo Galilei).

Ich wünsche diesem Buch, dass dieser „versteckte Schatz" – so die Autorin – mit Hilfe der vorliegenden Workshops bei möglichst vielen Kindern und Erwachsenen wieder hervor geholt werden kann.

Dr. Sabine Schlippe-Weinberger
Psychologische Psychotherapeutin
Kinder- und Jugendlichenpsychotherapeutin

Vorwort der Herausgeber zur deutschen Ausgabe

Die jugoslawische Begrüßungsformel „Zdravo da ste" wird als schöner Ritus zwischen Nachbarinnen, Freunden und Verwandten verwendet. Die gleichnamige Belgrader Gruppe, die von Vesna Ognjenović mit initiiert wurde, hat die Alltagsfloskel zu ihrem Motto - und auch zum Motto ihres Handbuches - gewählt: „Es soll dir gut gehen!"

1992 gegründet, nahm sich die Gruppe der Flüchtlinge an, die mit den jahrelangen Kriegshandlungen in großer Zahl ins Land kamen. Jede/r Einzelne kam mit eigenen tragischen Erfahrungen. Und doch teilten sie das gemeinsame Schicksal aller vom Krieg, Gräueltaten, Massakern, Vertreibung und Flucht Gekennzeichneten. Materielle Hilfe für die Mittellosen war der erste Schritt, dem bald die Unterstützung beim Umgang mit den psychischen Nöten folgte. Es entstanden die Workshops, die beispielhaft in diesem Buch versammelt sind. Sie erfüllen mehrere Bedürfnisse zur selben Zeit.

- *Die Betroffenen* erfahren in den Workshops die Solidarität der Gruppe: Ein lebenswichtiges Gefühl wird re-animiert, das durch systematische Verfolgung zerstört wurde.
- Sie entdecken die eigenen, verschütteten Ressourcen auf ein Neues: Kreativität, Erinnerung und Erfahrung, Familie und Freunde.
- Sie können das eigene Schicksal in den Kontext des gemeinsamen betten, ohne das eigene aufgeben zu müssen.
- Sie erfahren eine auf das (weitere) Leben gerichtete Stärkung und Gesundung, die auf jedes „kathartische Durcharbeiten" des Erlebten konsequent verzichtet.
- Der dennoch (oder: derart) stattfindende therapeutische Prozess wird also auf das Leben und nicht auf das Gräuel bezogen.
- *Die Helfenden* leiten einen alltags- und ressourcenbezogenen Prozess an, der zwar pädagogische Kenntnisse und pädagogische Verantwortung, aber keine therapeutische Ausbildung erfordert.
- Sie gestalten für und mit den Menschen in der Gruppe den helfenden Prozess, der jedem/r Teilnehmer/in Raum und Rahmen, Ausdruck und Halt geben kann.

Wer kann Workshops leiten?

Die Workshops sind entwickelt worden mit kleinen und mittleren Gruppen von fünf bis 20 Teilnehmenden. Aber auch in der Arbeit mit Einzelnen oder mit Minigruppen können viele Elemente aus den Workshops sinnvoll eingesetzt werden.

Die Leiter/innen sollten allgemeine Erfahrung in der Anleitung von Gruppen haben und mit der Funktionsweise der Workshops vertraut sein, wie sie im einleitenden Kapitel beschrieben wird. Mit einem Gefühl für die verschiedenen Phasen und Elemente können sie diese in der Praxis variieren und weiter entwickeln, wenn sie das System erhalten und so den Prozess insgesamt zu einem guten Verlauf und zu einem jeweiligen Ende bringen.

Es ist empfehlenswert, dass die Leiter/innen die Workshops selbst als Vorbereitung ausprobieren.

Warum der Begriff „Workshop"?

Im Serbischen verwendet die Gruppe Zdravo da ste den Begriff „Radionice", der Arbeitsgruppe oder Workshop bedeutet. Im Englischen verwenden sie das Wort „workshop". So legen sie auch verbal das Schwergewicht auf die „Arbeit" an einem Thema oder Gegenstand und vermeiden ungewollte Assoziationen der möglichen Teilnehmenden unter Berücksichtigung der oft bestehenden Zurückhaltung, Ängstlichkeit oder Ablehnung gegenüber psychologischen und psycho-therapeutischen Interventionen (die der Volksmund - an vielen Orten der Erde - höchstens für „Kranke" und „Bekloppte" angemessen hält).

Im Zentrum der Workshops steht nicht die Therapie im Sinne der gezielten Behandlung des Traumas und des Durcharbeitens der traumatisierenden Erlebnisse, sondern das Anknüpfen und das Wieder-Hervor-Holen der Fähigkeiten und Ressourcen der Menschen. Diese werden ausgegraben, sie werden gestaltet, sie werden entwickelt, sie werden bearbeitet.

Wie kann man mit dem Baukasten-Prinzip der Workshops umgehen?

Die Workshops sind jeweils einzeln und alle zusammen wie ein Baukasten konstruiert. In den Workshops gibt es wiederkehrende und zum Teil auch ritenhafte Elemente. Sie bauen aufeinander auf.

Das Buch versteht sich jedoch nicht als Rezeptsammlung, sondern als Baukasten, der Anregungen bietet, je nach Gruppe und Situation ein eigenes Programm kreativ zu entwickeln.

Wo kann man Workshops anbieten?

Zwar ist das Workshop-Programm auf dem Hintergrund von Krieg, Gräueltaten, Massakern, Vertreibung und Flucht entstanden, aber es ist sinnvoll einsetzbar in nahezu jeder Gruppe von Kindern, Jugendlichen und Erwachsenen. Denn welcher Gruppe möchte man nicht wünschen: „Es soll dir gut gehen!"? Das Programm eignet sich besonders:

- im Flüchtlingsheim (wo in Serbien auch die allerersten Workshops stattfanden),
- in der Beratungsstelle für Flüchtlinge als offenes Angebot,
- für Gruppen von Migrant/innen,
- für interkulturelle Begegnungszentren,
- für (multikulturelle) Kindergärten und Kindertagesstätten,
- für (multikulturelle) Schulklassen und Schul-AGs,
- für Freizeitgruppen,
- für Kinder-Ferienfreizeiten,
- für kleine und mittlere Gruppen (3-20 Teilnehmende),
- für ...

Wer hilft bei der Vorbereitung von Leiter/innen?

Neben dem Manual bieten wir als Herausgeber/innen über das Bildungswerk UMBRUCH an, Interessierte in Tages- oder Wochenendseminaren mit der Work-shop-Arbeit vertraut zu machen. Auch stellen wir gerne Kontakt nach Belgrad her. Sie erreichen uns bei:

UMBRUCH - Bildungswerk für Friedenspolitik und gewaltfreie Veränderung
Adresse: Braunschweiger Str. 22, 44145 Dortmund
Telefon: 0231 - 8633476
Internet: www.umbruch-bildungswerk.de
E-Mail: international@umbruch-bildungswerk.de
Die Website der Belgrader Gruppe mit serbischer und englischer Version findet sich unter: Internet: www.zdravodaste.org.yu

Wem verdanken wir dieses Buch?

Als wir die Psychologinnen und Pädagoginnen von „Zdravo da ste" 1995 kennen lernten, waren wir von ihrem so tief humanen und aufbauenden Ansatz begeistert. Die Kinder und die Erwachsenen, die wir bei Besuchen in Belgrad, Banja Luka und Čačak in Workshops erlebten, ermunterten uns - durch ihre Freude und durch ihre Traurigkeit gleichermaßen -, den Ansatz für die hiesige pädagogische Arbeit durch eine Übersetzung des zuerst 1996 veröffentlichten Manuals verfügbar zu machen.

Eine Reihe von Fachleuten aus Therapie und Flüchtlingsarbeit bestätigte uns nach dem Lesen von Workshops darin, die Veröffentlichung zu forcieren: „Es gibt bis-lang nichts Vergleichbares. - Es ist praxisorientiert, einfach einsetzbar und vor al-lem: erfrischend ermutigend."

Und nicht zuletzt möchten wir den Einzelspender/innen danken und den Internatio-nalen Ärzten gegen den Atomkrieg, IPPNW (Berlin), dem Komitee für Grundrechte und Demokratie (Köln), der Bertha-von-Suttner-Stiftung der Deutschen Friedensge-sellschaft (Dortmund) und den sieben Ortsgruppen der DFG-VK, die mit ihren Zu-wendungen die Übersetzung des Buches und das fachliche Bearbeiten ermöglich-ten.

Christiane Möcker, Jan Brauns

Inhalt

Einführung 13
Allgemeiner sozial-psychologischer Rahmen des Flüchtlingsdaseins.................... 13
Beziehungen Kinder - Erwachsene im Flüchtlingsdasein............................... 16
Grundlegende Ansätze des Programms 19
Ziele und Wege des Programms 20
Psychologische Workshops als Methode des Programms 22
Die Rolle des Leiters/der Leiterin 25
Workshops als Teile des Programms.. 26

Workshops für Kinder.. 29
1.   Gruppenportrait.. 31
2.   Der eigene Name.. 35
3.   Das persönliche Zeichen 38
4.   Der persönliche Raum 40
5.   Symbolisieren des persönlichen Raumes 43
6.   Mein Name und ein mir unliebsamer Name....................................... 47
7.   Mein Name und ein Name, den ich gern habe 53
8.   Meine Handflächen 57
9.   Der persönlicher Abdruck 61
10. Meine Träume 65
11. Meine Angst 70
12. Mein Gesicht im Spiegel 76
13. Mein Gesicht hinter dem Spiegel 80
14. Zeichne dich selbst 84
15. Meine Wünsche.. 87
16. Gesichtsausdruck und Gefühle... 91
17. Mein Gesicht hat seine Farben 95
18. Von Angesicht zu Angesicht.. 98
19. Gesichter, die ich jeden Tag sehe (I).. 102
20. Gesichter, die ich jeden Tag sehe (II).. 105
21. Ein Gesicht, das ich nicht mag 107
22. Gesichter, die wir lange nicht gesehen haben 111
23. Spielen durch Bewegung.. 114
24. Kopf, Schultern, Knie, Zehen.. 117
25. Ein gemeinsames Haus (I).. 119
26. Ein gemeinsames Haus (II) 121
27. Eine gemeinsame Geschichte - gemalt.. 124
28. Eine gemeinsame Geschichte - erzählt und gespielt 126
29. Wasser.. 128
30. Wind... 131

Workshops für Erwachsene 135

1. Erwartungen 136
2. Ich jetzt und hier 139
3. Glücksboten/gute Omen 143
4. Menschenrechte 147
5. Wie können die eigenen Rechte durchgesetzt werden 151
6. Das Recht auf Gefühle 154
7. Das Recht auf Wut 158
8. Das Recht auf Freude 162
9. Eine Linie der Gefühle 166
10. Gemischte Gefühle 169
11. Gesichtsausdruck und Gefühle 172
12. Wasser 175
13. Der persönliche Raum 178
14. Symbolisieren des persönlichen Raumes 181
15. Nehmen und Geben 184
16. Gemeinsame Verbindungen 188
17. Begegnung mit der Kindheit
    (Gemeinsamer Workshop mit Kindern und Erwachsenen) 191
18. Angstmacher und Verängstigte 195
19. Worte
    (Dieser Workshop ist auch für Kinder und Jugendliche offen) 199
20. Farben 202

Anhang 205

1. Die Bedeutung der Farben (im ex-jugoslawischen Kulturraum) 205
2. Friedenslied „Schalom" 206

Einführung

Dieser Text ist unter außergewöhnlichen und schwierigen Umständen entstanden und zudem von dem widersprüchlichen Gefühl belastet, sowohl zu früh als auch zu spät erstellt worden zu sein. Zu spät deshalb, weil die Arbeit mit Flüchtlingen keinen Aufschub duldet; eine rechtzeitige Intervention ist die erste wesentliche Voraussetzung für eine erfolgreiche Hilfe. In Schriftform erscheinen unsere Erfahrungen in der Arbeit mit Menschen in Gemeinschaftsunterkünften für Flüchtlinge aber erst jetzt; und somit wurde ihre breitere Anwendung verzögert. Beschäftigt mit der direkten Arbeit mit den Menschen hatten wir die Tatsache aus den Augen verloren, *„dass das, was nicht niedergeschrieben worden ist, auch nicht vorhanden ist.“* Als wir beschlossen, unsere Arbeit schriftlich festzuhalten, fanden wir nur schwer Worte, die unsere persönlichen Erfahrungen mit dem in Einklang bringen konnten, was dauerhaft und für andere nachvollziehbar und umsetzbar sein sollte. Diese Disharmonie zu überwinden, erforderte Zeit, und deshalb denke ich, dass dieser Text weder zu früh noch zu spät kommt.

Als im Januar 1992 die ersten Flüchtlinge zu uns kamen, nahmen wir sofort die direkte Arbeit mit ihnen auf und stützten uns dabei auf unsere eigenen theoretischen und praktischen, psychologischen und therapeutischen Kenntnisse. Die hier zur Einführung voran gestellten Überlegungen begleiten den Prozess, durch den wir seitdem gemeinsam gegangen sind.

Sie beinhalten auch die gegenseitige, individuelle und gemeinsame Ernüchterung, die aus der Erfahrung resultiert, dass sich die Grenze zwischen den ExpertInnen und denjenigen, die von ihnen Hilfe erwarten, immer wieder relativiert und oft sogar aufhebt.

Allgemeiner sozial-psychologischer Rahmen des Flüchtlingsdaseins

Das Flüchtlingsdasein ist eine Art von Gewalt, die die Kontinuität und Stabilität der Lebensführung zerstört; seine Wiederherstellung stellt einen äußerst langwierigen, komplexen und schwierigen Prozess dar. Flüchtlinge brauchen mehr als materielle Gaben: Soziale und psychologische Unterstützung ist lebenswichtig, weil gerade sie ermöglicht, dass das Flüchtlingsdasein nicht auf die Stufe des reinen Überlebens herabfällt. Der erste Schritt jeder professionellen Intervention sollte der Versuch sein, sich die offenkundigen Symptome anzuschauen und zu versuchen, Ordnung unter den zahlreichen empirischen Erscheinungen zu schaffen, die in diesem Fall zudem sehr emotional gefärbt sind. Wir waren uns der Gefahr bewusst, dass jede Einführung einer solchen Ordnung zur Reduktion des Phänomens führen kann. Wir versuchten dennoch einige der Symptome des Flüchtlingsdaseins als Schlüsselprobleme zu identifizieren, ohne dabei jedoch seine komplexe Natur zu verletzen.

Das Flüchtlingsdasein führt zu einer Zerstörung der Individualität. Alle Menschen, *die* fliehen mussten, sind vom selben Schicksal gezeichnet: Sie verlieren ihren Vor- und ihren Familiennamen, ihren Beruf und Alter, Geschlecht, persönliche und familiäre Merkmale, ihre persönliche und familiäre Geschichte. All das, was es bis gestern tatsächlich gegeben hat, ist plötzlich verschwunden. All das, was selbstverständlich war, ist gelöscht und muss von Neuem geschaffen, zumindest aber nachgewiesen werden.

Ein dreijähriges Kindergartenkind beantwortet die Frage nach seinem Namen mit: *Flüchtling.* Eine junge Frau erzählt in einem freien Gespräch: *„Ich wünschte mir so sehr, dass die Menschen wissen, wer ich früher einmal war".*

Die Beziehung zu ihrer neuen sozialen Umgebung bietet keine ausreichend stabilen Stützen. Unter Menschen, die selbst auch durch die Kriegsnähe und andere Ungewissheiten gefährdet sind, werden die Flüchtlinge zur Projektionsfläche; sie werden immer wieder und immer öfter Opfer von böswilligen aggressiven Angriffen. Die Aggression und die Unerträglichkeit der Lebensumstände drohen, Teil ihres Alltags, ihrer „Normalität" zu werden. Zur gleichen Zeit erleben sie in ihrer engsten Umgebung in der Gemeinschaftsunterkunft eine vorbehaltlose Akzeptanz. Die Beziehung zu anderen Menschen ist also polarisiert und stellt einen ständigen Wechsel von Extremsituationen dar - vorbehaltlose Akzeptanz oder vorbehaltlose Abweisung. Ihnen begegnen täglich widersprüchliche Erlebnisse, die in eine Gesamtvorstellung über sich und andere schwer integrierbar sind.

Zudem werden sie täglich mit sehr böswilligen zweideutigen Botschaften bombardiert, in denen sich die öffentliche Akzeptanz und eine versteckte, private Abweisung verflechten. Solche Botschaften begegnen Flüchtlingen überall, angefangen von Berichterstattung in den Medien oder Äußerungen von PolitikerInnen bis hin zu unmittelbaren täglichen menschlichen Begegnungen an Büroschaltern, in Schulen, in Familien. Hierzu zwei Beispiele:

„Herzlich willkommen, liebe Gäste"
In einer Gemeinschaftsunterkunft wurde zu offenen Begegnungsabenden mit SchauspielerInnen eingeladen. Es passierte jedoch - und das nicht nur einmal - dass am Ende des Abends die Ausgangstür verschlossen war, so dass sowohl die SchauspielerInnen wie auch die Flüchtlinge das Haus nur durch das Fenster verlassen konnten. Neben der öffentlichen Botschaft: *„Herzlich willkommen, wir tun etwas für euch"* wurde hier gleichzeitig die versteckte Botschaft: „unerwünschte Gäste" übermittelt.

„Du hast aber schöne Turnschuhe!"
Die Mutter eines Flüchtlingsmädchens, das in die erste Klasse einer Belgrader Grundschule geht, kommentiert resigniert die an ihre Tochter gerichteten Worte einer Lehrerin: *„Du hast aber schöne Turnschuhe!"* mit der Interpretation: *„Woher hast du denn so schöne Turnschuhe?"*

Die Zwiespältigkeit im zweiten Beispiel wird durch den Zusammenhang definiert, in den der verbale Teil der Botschaft eingebettet ist - Ton, Gesichtsausdruck, Körperhaltung, Gestik. Sie können unangenehme Empfindungen auslösen oder verstärken, selbst dann, wenn oberflächlich gesehen keinerlei Anlass für ein schlechtes

Gefühl zu bestehen scheint. So kann selbst ein Lob in eine Beleidigung umschlagen.

Auch die Beziehung zwischen Flüchtlingen und HelferInnen kann durch Zwiespältigkeit gekennzeichnet sein. Das passiert besonders dann, wenn die HelferInnen unter dem Deckmantel der Hilfestellung ihre eigene Hilflosigkeit verbergen, indem sie ihre eigene Hilfsbedürftigkeit auf die Flüchtlinge projizieren. Dabei werden Gefühle verursacht, die es den Flüchtlingen nicht erlauben, die Position der Opfer zu verlassen. Eine solche zweideutige Beziehung gestattet Flüchtlingen nicht, sich gut zu fühlen und sich als wertvolle Personen zu empfinden. Dies ist eine gefährliche Falle, die verhindert, aus der Opferrolle herauszutreten, weil jeder Versuch zu handeln, unangenehme Gefühle und das Bewusstsein über die eigene Wertlosigkeit erneuert.

Der Verlust des Heimes ist nicht nur ein materieller Verlust. Weil das Heim einen Rahmen darstellt, in dem die Familienidentität eingebettet ist, verletzt sein Verlust viel tiefer. Es wird der interaktionelle Rahmen verunsichert, der die Stabilität und die Individualität jeder Familie bestimmt. Ihre Vergangenheit und ihre Zukunft. Viele Menschen trauern den „Kleinigkeiten, die das Leben bedeuten" nach. Fotoalben, religiöse Familienreliquien und andere Gegenstände, die eine besondere Bedeutung nur für diese bestimmte Familie haben, sind für immer verschwunden. Wenn äußere Zeichen der familiären und persönlichen Geschichte verschwinden, ist es sehr schwierig, die gemeinsame „Lebensader" einer Familie und jedes einzelnen Familienmitgliedes wiederherzustellen.

Wenn Flüchtlingskinder, gleich welchen Alters, angefangen vom Vorschul- bis Jugendalter, ihr Haus oder ihr Zimmer mit Details spontan zeichnen können, dann kann dies als Versuch gedeutet werden, Kontinuität auszudrücken und zu bewahren, den vergangenen Lebensalltag mit dem jetzigen zu verbinden.

Der Verlust der familiären und der persönlichen Privatsphäre gefährdet den inneren Raum eines jeden Familienmitglieds. Das Fehlen des persönlichen Raumes stellt nicht nur eine funktionelle und physische Ungemütlichkeit dar. Der persönliche und familiäre Platz im Raum bewahrt zugleich den inneren Raum.

Die Untersuchung des persönlichen Raumes der Erwachsenen in Gemeinschaftsunterkünften in einem unserer Workshops ergab, dass es keine Grenzen gab, die den persönlichen Raum eines Einzelnen umrissen. Die Erwachsenen waren nicht in der Lage, eine andere sich ihnen nähernde Person auf Distanz zu halten, sie ließen zu, dass diese bis zum physischen Rand kam und sie mit dem Körper berührte. Es schien, als würde ihr persönlicher Raum nur das sein, was ihr Körper eingenommen hat. Nichts mehr als das. Der persönliche Raum war auf den körperlichen Raum geschrumpft.

Ungewissheit im Hinblick auf die Zukunft ist im Flüchtlingsdasein ständig anwesend und belastet den Alltag sehr. Die Zukunft ist unvorstellbar. Es ist schon schwierig, von heute bis morgen zu planen, eine langfristige Planung ist unmöglich. Die Unmöglichkeit, das Lebensprojekt zu formen, führt dazu, dass die Gegenwart als amorph erlebt wird. Wie eine Zeit ohne Farbe, ohne Geschmack und ohne Geruch. So sind unterschiedliche Generationen vorzeitig gealtert. Sie leben nach Tagen, die sich nicht wesentlich von einander unterscheiden. Sie leben mit einigen wenigen Fünkchen der Hoffnung, die viel leichter gelöscht als weiter entflammt werden können.

Erwachsene verlieren das Gefühl der sozialen und persönlichen Kompetenz in jeder Hinsicht, besonders jedoch wenn es sich um ihre Rolle als Eltern handelt. Das jetzt in der schwierigen Situation als Flüchtling oft besonders starke Verantwortungsgefühl für das Leben der Nachkommen mit gleichzeitigem betontem Gefühl der Hilflosigkeit stellt eine Last dar, die nur schwer zu ertragen ist.

Das alles beeinflusst die Beziehungen innerhalb der Familie und bildet einen besonderen interaktionellen Rahmen. Eltern, deren Rolle eigentlich die des Vermittlers zwischen dem Kind und der Welt ist, erschweren, bedingt durch ihre eigenen Erlebnisse im Flüchtlingsdasein, ihren Kindern ungewollt das Leben in der neuen Umgebung. Die Beziehung Kind - Erwachsene ist durch schlechte Gefühle dermaßen belastet, dass sie das Kind erfasst und sein spontanes, unter normalen Bedingungen zu Lösungen führendes Aktionspotenzial lähmt.

Beziehungen Kinder - Erwachsene im Flüchtlingsdasein

> *Wir suchten gerade einen goldenen Ring, und ihr habt uns unterbrochen.*
> (Jovana, 6 Jahre)

Ein Kind im Flüchtlingsdasein:

- traurig, zornig, verängstigt, verwirrt, einsam,
- aggressiv, zurückgezogen, hyperaktiv,
- hat Essens-, Schlaf-, Spiel- und Kontaktprobleme,
- hat den starken Drang, von seinem früheren Ort und seinen Erlebnissen zu erzählen,
- einige erzählen darüber viel ... einige schweigen darüber,
- durch die zwanghafte und plötzliche Veränderung verwirrt und verletzt kann es von alleine nicht mit ihr fertig werden,
- es weiß, dass es einen neuen Namen - Flüchtling - erhalten hat, kennt aber nicht dessen Bedeutung,
- spürt die Belastung unterschiedlicher Zwänge und Beschwerden,
- kann seine Beschwerden nicht zum Ausdruck bringen.

Ein Erwachsener im Flüchtlingsdasein:

- traurig, zornig, besorgt, einsam,
- zurückgezogen, passiv, hilflos,
- leidet an Schlaflosigkeit und schlechten Träumen,
- hat Schwierigkeiten im freundschaftlichen Umgang mit anderen,
- hat den starken Drang, von seinem Problem zu erzählen; wenn die Erzählung losgeht, ist sie schwer zu stoppen,
- wiederholt und erweitert die Erzählungen,
- hat das starke Gefühl, von niemandem verstanden zu werden,
- ist sich des Verlusts bewusst,

- durch die zwanghafte und plötzliche Veränderung tief verletzt, wird versucht, „der Kinder wegen" mit der neuen Situation fertig werden,
- weiß, dass er/sie einen neuen Namen - Flüchtling - erhalten hat und kennt seine Bedeutung wie auch die Herkunft der eigenen Zwangslage und Beschwerden,
- weiß nicht, was er/sie weiter soll.

Wenn man sich aufgrund dieser Beschreibung den Erwachsenen und das Kind in ihrem Flüchtlingsalltag vorstellt, wird klar, dass beide gefährdet sind.

Was geschieht innerhalb der Beziehung Kind - Erwachsene?
Die Grundlage der Interaktion Kind - Erwachsene besteht aus einem Haufen schlechter Gefühle, die keine Veränderung zulassen. Die Beziehung Kind - Erwachsene reproduziert täglich die schlechten Gefühle. Es entsteht ein Teufelskreis, in dem sich täglich soziale Episoden mit unangenehmen Ausgang ereignen und wiederholen. So schaukeln sich die schlechten Gefühle und die schlechte Interaktion gegenseitig hoch und entziehen sich immer mehr der Kontrolle ihrer Akteure.

Freude und angenehme Gefühle treten selten auf, - was jedoch auch mehr als verständlich ist. Die Freude lässt sich als primäre Emotion unter normalen Lebensumständen leicht hervorrufen, - im Flüchtlingsdasein ist sie jedoch durch vielfache schwere Gefühle erstickt. Wenn sie erscheint, dauert sie kurz, weil sie schnell einen Haufen unangenehmer Gefühle nach sich zieht: Die Freude kann einen erschrecken, sie kann Schuldgefühle wecken, sie kann Zorn gegenüber sich selbst oder gegenüber denjenigen hervorrufen, die sie zum Ausdruck gebracht oder verursacht haben.

Die Freude der Erwachsenen über das Kind ist ausgeprägter als die Freude mit dem Kind zusammen. Die Freude des Kindes kann bei Erwachsenen jetzt sogar gegensätzliche Emotionen hervorrufen, und so kann es vorkommen, dass die Freude des Kindes mit dem Weinen des Erwachsenes beantwortet wird. Diese Art emotionalen Austausches spielt sich innerhalb der individuellen engen Beziehungen ab, aber auch auf dem Niveau der Gruppe. Folgende Episoden veranschaulichen dies.

„Ich freue mich, als wäre ich kein Flüchtling"
Ein Mädchen hat an einem Tag zwei Einsen bekommen und teilt dies voller Freude der Mutter mit dem Kommentar mit: *„Ich freue mich, als wäre ich kein Flüchtling."* Daraufhin bricht die Mutter in Tränen aus.

„Liebe denjenigen, der dich liebt, und sei dies auch nur ein Stein"
In einer Gemeinschaftsunterkunft wurde für Kinder und Erwachsene ein Freundschaftstag mit bekannten SchauspielerInnen organisiert. Die Kinder waren den SchauspielerInnen zugewandt und kommunizierten lebhaft mit ihnen. Zwei Mädchen griffen sofort den Vorschlag auf, etwas vorzutragen und sangen gemeinsam das Lied: *„Liebe denjenigen, der dich liebt, und sei dies auch nur ein Stein."*
Die Gesichter der Mütter im Hintergrund waren „versteinert". Die Kinder lachten laut und sangen. Die Gesichter der Mütter bewegten sich allmählich, wurden lebendig - es kamen Tränen. Je mehr die Freude der Kinder wuchs, desto größer wurde der Kontrast.

Die Freude der Erwachsenen über das Kind ist nicht immer eine authentische Emotion, wodurch verhindert wird, dass die Freude des Kindes und die Freude der Eltern zu einem gemeinsamen Erlebnis werden. Das Kind erhält in einer solchen Situation keine klaren und eindeutigen Botschaften in Bezug auf das Ausdrücken positiver und angenehmer Emotionen. Die gleichzeitige öffentliche Unterstützung und das versteckte Verbot der Freude können beim Kind eine Reihe von Schwierigkeiten auslösen. Es wird gehindert, positive Emotionen offen auszudrücken oder zu empfangen, wenn sie von anderen außerhalb des Familienkreises oder der Flüchtlingsumgebung, z.B. im Kindergarten, in der Schule oder im Park kommen.

„Für mich gibt es im Leben keine Freude mehr"
Im Rahmen des Workshops, der sich mit der Unterstützung der positiven Emotionen befasste, wurde den Kindern die Frage gestellt, was ihnen Freude bereiten würde. Ein neunjähriges Mädchen aus Bosnien antwortete: *„Für mich gibt es im Leben keine Freude mehr."*

Die uneindeutigen Reaktionen der Erwachsenen auf die Emotionen der Kinder beziehen sich sowohl auf positive als auch auf negative Gefühle. Das Kind erhält täglich Botschaften, die gleichzeitig sowohl das Ausdrücken authentischer Gefühle fördern als auch unterdrücken. Die Freiheit, schwierige Gefühle zu äußern, ist beschränkt; das Kind erzählt von seinen Albträumen und Ängsten nur, wenn dies eine Ergänzung der elterlichen Geschichte ist. Mit der Zeit kann dies in einen Mythos über das familiäre und nationale Leiden gesteigert werden, an dessen Bildung dann auch das Kind mittelbar beteiligt war.

Die traditionellen Merkmale der Eltern-Kind-Beziehung sind gefährdet.
Der äußere und innere Druck, dem die Eltern ausgesetzt sind - und im Flüchtlingsdasein ist dies am stärksten die Mutter - kann zu einer eigenartigen Umkehrung der Verhältnisse führen. Die durch die Belastungen, Verantwortung und Hilflosigkeit überlasteten Eltern teilen ihre schwierigen Gefühle manchmal mit Kindern, oder, was häufiger geschieht, sie erzählen davon unkontrolliert in Anwesenheit der Kinder. Bei dem Kind, das viel mehr um die Eltern als um sich selbst besorgt ist, kommt der starke Wunsch auf, die Eltern in Schutz zu nehmen. Eine der Möglichkeiten, mit denen Kinder dies tun, ist, darauf zu achten, was sie den Eltern erzählen, um diese nicht zu verletzen und die sowieso schwere Situation noch zu verschlimmern. In einem normalen Familienalltag sind die Rollen entgegengesetzt: Es sind für gewöhnlich die Eltern, die darauf achten, was in Anwesenheit der Kinder erzählt wird, um diese zu schützen.

Die Authentizität geht verloren.
Die Riten, die mit allen bedeutenden Ereignissen wie Feiertagen, Feiern, Geburt und Tod einher gehen, gehören zum festen Bestandteil einer jeden familiären und persönlichen Geschichte.

Die familiären persönlichen Riten stellen eine konservierte soziale Interaktion dar. Neben der Tatsache, dass viele familiäre Riten universelle, traditionelle, religiöse und gesellschaftliche Merkmale enthalten, trägt jede Familie auch ihre Eigenart in sie hinein. Krieg und Flüchtlingsdasein ändern zwangsweise das Familienleben und gefährden den gesamten rituellen Rahmen, durch den jede Familie getragen und bewahrt wird.

Es ist sehr wichtig, sich vor Augen zu halten, dass unser Lebensalltag voller Riten und Gewohnheiten ist, deren Wert wir erst dann erkennen, wenn sie ernsthaft zerstört werden. Dies sind tägliche und beiläufige Begegnungen mit bekannten Menschen, dies sind ein kurzer Kaffeeklatsch, tägliche Trennungen und Begegnungen, ... Im Leben einer jeden Familie bestehen rituelle und authentische Ereignisse zwischen den Eltern und Kindern, zwischen den Eltern und ihren Eltern, zwischen Freunden. Dies sind Gespräche mit dem gerade aus der Schule gekommenen Kind, dies sind Spiele, deren Regeln nur dem Kind und den Eltern bekannt sind, dies ist das Erzählen einer bestimmten Geschichte zu einer bestimmten Zeit und an einem bestimmten Ort, das gemeinsame Anschauen eines bereits veralteten Bilderbuches, ... Eine unendliche Reihe sehr bekannter und gleichzeitig aber auch sehr liebenswerter und wertvoller Ereignisse. Das Flüchtlingsdasein entzieht der Eltern-Kind-Beziehung gerade diese Art von Erlebnissen einer rituellen Authentizität des Alltags. Rituelle und authentische Ereignisse zwischen den Kindern und den Erwachsenen, die das Fundament des Erwachsenwerdens bilden, gehen verloren.

Die Wiederbelebung der sozialen Riten im Flüchtlingsdasein, sowohl der kollektiven als auch der familiären und persönlichen, ist deshalb von außerordentlicher Bedeutung, weil sie die persönliche Kontinuität, die persönliche Integrität und die zukünftige Entwicklung sowohl der Kinder als auch der Erwachsenen schützen.

Grundlegende Ansätze des Programms

Die soziale zwischenmenschliche Interaktion
Die soziale, zwischenmenschliche Interaktion ist der Ort, an dem wir das größte Potenzial für die Interventionen unseres Programms finden, wobei *die Interaktion Kind - Erwachsene die zentrale Stelle einnimmt*. Die Interaktion Kind - Erwachsene ist auf eine besondere Art und Weise definiert.

Auch andere Erwachsene können Spuren in der kindlichen Entwicklung hinterlassen
Unsere soziale Umgebung verändert sich ständig. In dieser sich wandelnden Umgebung werden dem Kind durch ihm nahe stehende Erwachsene mittels lebendiger, zwischenmenschlicher Interaktion Zusammenhänge vermittelt; in diesem gemeinsamen und gegenseitigen Prozess entstehen dann Ordnungen und dadurch Sicherheit. Die Veränderbarkeit dieses interaktionellen Feldes stellt eine Quelle für starke und bedeutende Einflüsse auf die kindliche Entwicklung dar.

Je nach Situation und Augenblick können auch andere, zuvor entferntere Erwachsene bedeutende Spuren in der kindlichen Entwicklung hinterlassen. Begegnungen zwischen Kind und Erwachsenem können so einen großen Anteil in der kindlichen Entwicklung haben.

Erwachsene sind Initiatoren für Veränderungen im Kind
Innerhalb der Interaktion Kind - Erwachsene läuft ein Austausch, in dem ein Erwachsener nicht nur ein Begleiter sondern auch ein Initiator der kindlichen Veränderung ist. Ein wesentlicher Aspekt dieser Interaktion ist, dass der Erwachsene gemeinsam mit dem Kind und für das Kind das tut, was das Kind gerade im Begriff ist

zu lernen, und nicht nur das, was das Kind bereits kann. Er erkennt den aktuellen Bedarf und die Möglichkeiten des Kindes sowie die sich ankündigenden zukünftigen Möglichkeiten.

Der Erwachsene ist dem Kind voraus und sucht nach dem, was dem Kind erst möglich sein wird. Das Entstehende ist in den alltäglichen Handlungen und im Spiel des Kindes versteckt. Das Kind ist sich der sich abspielenden Veränderung nicht bewusst. Der Erwachsene vermittelt das, was dem Kind erst möglich sein wird; durch ihre gemeinsame Aktion wird es zur realen Möglichkeit, zur Fähigkeit oder: zu dem kindlichen „*Ich kann es*".

Dem sozialen Austausch zwischen Kindern kann ein Erwachsener
eine besondere und bedeutende Qualität verleihen
Andere Kinder sind im Leben eines jeden Kindes besonders wichtig, weil ihre altersbedingte und individuelle Verschiedenheit eine wertvolle Quelle der gegenseitigen Unterstützung darstellt. Der Hauptwert dieser Unterstützung liegt darin, dass sie authentisch und im normalen sozialen Austausch zwischen den Kindern entsteht. Wenn Erwachsene diese Unterschiede und Individualität der Kinder begrüßen, wachsen lassen und fördern, kann in den gegenseitigen kindlichen Austausch eine besondere und wichtige Qualität eingebaut werden.

Das Kind als Initiator für Veränderungen im Erwachsenen
Innerhalb der Interaktion Kind - Erwachsene läuft nicht nur der oben beschriebene Austausch, in dem das Kind die aktiv lernende Rolle innehat. Das Kind verdient aufgrund seiner autonomen, originellen und belehrenden Teilnahme einen höheren interaktionellen Status als denjenigen, der ihm gewöhnlich zugewiesen wird.

Ein wesentlicher Ansatz in unserem Programm lautet: Das Kind ist auch ein Initiator der Veränderungen im Erwachsenen! Ein wesentlicher Teil der Interaktion ist, dass das Kind den Erwachsenen zeigen kann, was sie bereits konnten, und was sie unter den gegebenen Umständen vergessen, verlernt oder verdrängt haben.

Ziele und Wege des Programms

Die allgemeinen Ziele unseres Programms lauten: *a) Wir wollen den allgemeinen psychologischen Zustand der Menschen im Flüchtlingsdasein verbessern und b) Wir wollen die Entwicklung der Kinder fördern.*

Die erste und dringende Programmaufgabe für die Kinder ist die Wiederbelebung und der Schutz des inneren psychischen Raumes. Eine solche Aufgabendefinition ergab sich aus einer bei Kindern im Vorschulalter im Oktober 1991 durchgeführten Pilotuntersuchung. Wir waren mit der Tatsache konfrontiert, dass der Krieg im Spiel der Kinder wesentlich das Spielerische verringert hatte, weil sich kriegerische Ereignisse darin aufdringlich und bösartig reflektierten. Bei unseren ersten Begegnungen mit Flüchtlingskindern im Winter 1992 konnten wir uns nicht dem Eindruck entziehen, dass die Kinder die Initiative und Eigeninitiative im Spiel und für das Spielen verloren hatten. Sie forderten klar und laut, wir sollten ihnen beim Spielen helfen. Im Unterschied zu den Vorschulkindern in den Belgrader Kindergärten, die obsessiv Krieg in Jugoslawien spielten, spielten die Flüchtlingskinder gar nicht mehr. Es schien, als wäre ihr spielerisches Potenzial eingefroren und abgetötet. Die Erwachsenen aus der nahen Umgebung, die ebenfalls durch das ihnen widerfahrene Unglück verarmt waren, waren nicht in der Lage, sich selbst für das Auftauen und Wiederbeleben der Spiele ihrer Kinder einzusetzen. Wir schlossen daraus, dass es notwendig sei, eine entsprechende Anleitung für die innere Wiederbelebung zu erdenken. Wir wussten, dass dies schwierig sein würde, glaubten jedoch, dass es möglich sei.

Unsere Tätigkeit ging von beiden Interaktionsrichtungen gleichzeitig aus: vom Kind zum Erwachsenen und vom Erwachsenen zum Kind. Das authentische und kreative Potenzial im Kind zu bewegen, ist sowohl für das Kind gut und gesund als auch für den dem Kind verbundenen Erwachsenen. In dem interaktionellen Austausch zwischen dem Kind und dem Erwachsenen stellt das authentische und kreative Potenzial des Kindes eine starke und gesunde Lebensherausforderung für den Erwachsenen dar.

Wir forschten nach Möglichkeiten der inneren Wiederbelebung im Zusammenhang des interaktionellen Austausches zwischen der inneren und äußeren Welt. Wir begannen, ein Modell zu entwickeln, das dem Einzelnen die Möglichkeit zu individuellem und flexiblem Handeln eröffnet und das zugleich die Möglichkeit bietet, das Persönliche und das Gemeinsame zu integrieren.

In diesem Zusammenhang legten wir unseren Schwerpunkt auf die Förderung der inneren, symbolischen Aktion des Kindes mittels spezifisch strukturierter individueller (divergenter) Aktion mit Objektes. Ihre Hauptwege sind folgende:

1. Die Kinder sollen sich der *Symbolhaftigkeit* der Ausdrucksmittel bewusst werden (Bewegung, Wort, Bild).

2. Die Kinder sollen sich der *Autonomie* der symbolischen Mittel im Verhältnis zu dem aktuellen und vorgegebenen sozialen Zusammenhang bewusst werden, und zwar so, dass sie diese relativ frei benutzen lernen, um ganz pragmatisch zu kommunizieren. Durch den manipulativen Umgang mit den Mitteln auf eine unerwartete und ungewöhnliche Art, fängt das Kind an, diese zu differenzieren, und mehr als das: diese als Objekte zu behandeln, mit den man frei agieren kann.

   Als potenzielle Objekte können genannt werden:
   • Stimme und Worte, einschließlich Eigennamen,
   • Gesten, Gesichtsausdruck, Bewegungen und Fortbewegungen,
   • Linien, Farben, Formen und Zeichnungen sowie
   • reale und fiktive soziale Rollen.

Die praktische Umsetzung der formulierten Ziele und Wege erfolgt in den psychologischen Workshops.

Psychologische Workshops als Methode des Programms

Das Prinzip der flexiblen Asymmetrie

Die Workshops arbeiten nach dem Prinzip der flexiblen Asymmetrie. In diesem Grundgedanken des Interaktionsfeldes wird jeder der psychologischen Workshops eingebettet. Die Asymmetrie bewegt sich flexibel innerhalb der Gruppe. Die asymmetrische Position ist niemandem exklusiv gegeben. Aufgabe des Leiters/der Leiterin ist das bewusste Herstellen, Erkennen und Erhalten der Asymmetrie. Diese Möglichkeit hat jedoch auch jedes Gruppenmitglied.

Die Merkmale dieses Prinzips liegen:
1. in der Orientierung auf den Prozess, *nicht* auf das Ergebnis,
2. in der gemeinsamen Aktion aller Teilnehmer, *nicht* in der Aktion Ausgewählter,
3. in der Anleitung und Richtungsweisung, *nicht* in der Kontrolle,
4. im alternativen und offenen Ausgang, *nicht* in einem, strikten, vorgegebenen Ausgang,
5. in der Lösung, *nicht* in der Katharsis.

Prozess statt Ergebnis
Der Ausgang ist ein Teil des Prozesses und ergibt sich aus ihm auf natürliche Weise. Er bezeichnet das Ende eines Ereignisses und eröffnet zugleich die Möglichkeit für neue Geschehnisse.

Gemeinsame Aktivität aller
Alle Gruppenmitglieder sind beteiligt und von jedem wird ein individueller Beitrag erwartet.

Durch die individuelle Aktion der Einzelnen wird ein gemeinsamer Prozess aufgebaut. Jedes Gruppenmitglied kann im bestimmten Zusammenhang den entscheidenden Beitrag leisten. Diese Möglichkeit ist nicht von vornherein nur dem Leiter/der Leiterin oder bestimmten Gruppenmitgliedern gegeben.

Richtungsweisung statt Kontrolle
Die Tätigkeit wird gelenkt, um ihre Richtung zu erhalten. Die Vorgabe der Richtung ermöglicht die Organisation des unmittelbaren, individuellen Erlebnisses, seine Herausarbeitung und seinen Ausdruck.

Ein alternativer, offener Ausgang, nicht ein, strikter, vorgegebener Ausgang
Es werden alternative Ausgänge angestrebt, aufgrund welcher das Bewusstsein über Alternativen und die mögliche Auswahl erwacht und gefördert wird. Es gibt keine Tyrannei der genauen oder der „richtigen" Antwort, und es gibt keinen erzwungenen oder auch nur erwarteten Konsens.

Lösung statt Katharsis
Es wird die Handlung der Suche einer selbständigen und gemeinsamen Lösung für sich und andere strukturiert und gefördert. Der Akzent liegt nicht auf rohem kathartischem Ausdruck sondern auf individuellem und gemeinsamem Erforschen des Ausdrucks für sich und andere.

Elemente der Workshops

In jedem Workshop sind die grundlegenden Elemente erkennbar; durch ihre unterschiedliche Kombination entstehen größere Gesamtheiten. Jedes Element ist in jeder dieser Gesamtheit auffindbar. Die grundlegenden Elemente sind Einzel-, Paar- und Gruppeninteraktionen, die nacheinander oder gleichzeitig durchgeführt werden.

Liste der Hauptelemente:
1. Interaktion der Reihe nach im Kreis,
2. Interaktion der Reihe nach im Kreis als Paar,
3. Interaktion über Kreuz im Kreis,
4. Freie Interaktion innerhalb des Kreises,
5. Interaktion innerhalb kleiner Gruppen,
6. Interaktion zwischen kleinen Gruppen und
7. Freie Interaktion innerhalb der Gesamtgruppe.

Jeder Workshop hat eine Einführung, einen Zentralteil und einen Abschluss. Diese wiederum bestehen aus einer Folge von Einheiten oder Sequenzen, die aber vertauscht, übersprungen oder modifiziert werden können, falls dies der Zusammenhang erfordert.

Die Arbeitsweise: Anfang und Ende

Die Werkstatt beginnt und endet mit einem Kreis.

1. Der Kreis trägt zur Stabilität des sozialen Zusammenhalts bei. Er erhält die Aufmerksamkeit und eine sachte Anspannung innerhalb der Gruppe und ermöglicht so die gleichberechtigte Teilnahme aller Mitglieder.
2. Die individuelle Teilnahme des Einzelnen im Verlauf des Kreises lehrt uns, anderen zuzuhören, auf den eigenen Auftritt in der Folge der Reihe zu warten und die eigene Reaktion zu verschieben.
3. Der Kreis erleichtert den Austausch zwischen den Teilnehmenden.

Anfang und Ende geben den Ereignissen im Workshop einen sozialen Rahmen. Anfang und Ende haben rituelle Merkmale, die die Gesamtheit des Prozesses bewahren und somit auch die Gesamtheit des individuellen und gemeinsamen Erlebnisses.

Die Workshop-Arbeit beginnt mit dem Eigennamen. Die psychologische Bedeutung des Eigennamens ist mehrschichtig. Aufgrund unserer Erfahrung in den Workshops heben wir folgende wichtige Aspekte hervor:

1. Der eigene Name schützt vor der aufgezwungenen und beleidigenden Bezeichnung „Flüchtling" (in Deutschland z.B.: „Asylant"), sowohl beim Aussprechen als auch beim fiktiven, kreativen Umgang mit dem eigenen Namen.
2. Die alternative Aussprache des Namens und der manipulative Umgang mit ihm regt die tatsächliche eigene Teilnahme am Prozess des Workshops an.
3. Auf symbolischer Weise wird das Erleben der eigenen Person/des eigenen Selbst ausgedrückt.
4. Der eigene Name stellt den ersten Schritt zum Wiederbewusstwerden des Wortes als Ausdrucksmittel dar.

5. Der eigene Name erleichtert die Einführung anderer Ausdrucksmittel.
6. Der eigene Name erleichtert die erneute Vereinigung des persönlichen und sozialen Bezugsrahmen.

Die Workshops enden jeweils mit der Durchführung eines üblichen oder an Ort und Stelle gebildeten Rituals. Dies ist besonders in den Workshops für Kinder wichtig. Die Riten werden von den TeilnehmerInnen selbst gewählt oder gebildet. Die rituelle Handlung bewahrt die Stabilität des sozialen Zusammenhangs, sichert die Verlängerung der Tätigkeit und ihre Beständigkeit für den Alltag. Sie ist ein Abschied und gleichzeitig der Wunsch nach einem neuen Treffen.

Die Arbeitsweise: Was zwischen Anfang und Ende geschieht

1. Das zentrale Geschehen im Workshop findet in dem Interaktionsrahmen statt, der durch den jeweils spezifischen Aufbau und Ablauf der zwischenmenschlichen Interaktionen konstituiert wird. Die Betonung liegt auf der Qualität und nicht auf der Quantität des Austausches. Es wird eine soziale Integration angestrebt, unter der die Integration des individuellen Erlebnisses in das gemeinsame Erlebnis verstanden wird, wobei aber zugleich das persönliche Erlebnis erhalten bleibt.

2. Das auf eine spezifische Art organisierte interaktionelle Feld bewirkt zugleich die Integration des inneren psychologischen Feldes. Es wird davon ausgegangen, dass das interaktionelle Feld, das durch das Flüchtlingsdasein drastisch gestört ist, keine irreversiblen Verletzungen des inneren Raumes hervorgerufen hat, sondern dass dessen Struktur latent erhalten geblieben ist. Der durch den Krieg und das Flüchtlingsdasein verletzte innere Raum wird als eine flexible Größe behandelt, die auf eine neue Art integriert werden kann.

3. Der Integrationsprozess des inneren psychologischen Feldes unterstellt auf eine neue Art die Möglichkeit der inneren Wiederbelebung, welche zum Bewusstsein über die inneren Kräfte zu neuen Werten und zu einer neuen eigenen Wertschätzung führt.

4. Die Sequenzen des zentralen Teils der Workshops sind so zusammengesetzt, dass sie individuell unterschiedliche (divergente) Handlungen bewirken bzw. verursachen. Die Handlungen der Teilnehmenden werden nicht in eine Richtung und nicht uniform gelenkt.

5. Das Verhältnis zwischen dem Erlebnis und seiner Bearbeitung ist in den Workshops nicht vorgegeben. Es bleibt dynamisch und eröffnet flexible, alternative Lösungen. Bezüglich des Verhältnisses zwischen dem Erlebnis und seiner Bearbeitung unterscheiden wir in den Workshops folgende Alternativen:
   a. Ein Erlebnis ist der Auslöser für einen Prozess, in dem dann der Akzent auf der freien Nutzung und so letztlich der Befreiung der Ausdrucksmittel liegt. Ziel ist ein individueller, divergenter, befreiter Ausdruck (Zyklus von Workshops, die ein bestimmtes Erlebnis nutzen, um den Ausdruck in Bewegung, Linie, Farbe, Zeichnung, Stimme, Wort zu befreien).
   b. Ein Erlebnis ist eine Metapher und öffnet den Raum für einen symbolischen, divergenten, persönlichen und gemeinsamen Ausdruck (Workshopzyklus: Feuer, Wind, Wasser, Erde).

c. Das Erlebnis an sich steht im Mittelpunkt und seine individuelle Verarbeitung wird geleitet (Workshopzyklus: meine Angst, meine Träume, der persönliche Raum, Menschenrechte usw.).

Die Rolle des Leiters/der Leiterin

Der/die Leiter/in übt im Rahmen des Programms eine mehrschichtige Handlung aus. Es wird von ihm/ihr erwartet, im Workshop die Gesamtheit, das Komplexe und die Authentizität zu bewahren. Da es sich um äußerst komplexe und wichtige Aufgaben handelt, werden hier nur die Schlüsselbedingungen hervorgehoben, die im Zusammenhang mit der Arbeit des/der Leiters/in stehen. Zugleich möchten wir hier jeweils auch Anregungen geben, wie diese Bedingungen erfüllt werden können.[1]

Die an die Arbeit des Leiters/der Leiterin geknüpften Schlüsselbedingungen:

1. Eine Wahrnehmung, die die Gesamtheit bewahrt, die nicht reduziert und nicht verarmt. Bei der Durchführung eines Workshops verfolgt der/die Leiter/in eine Idee, die der Hauptidee des Programms entspricht. Dies setzt eine selektive Wahrnehmung voraus, jedoch so, dass dennoch die Gesamtheit des Geschehens erhalten bleibt. Der/die Leiter/in schaut und hört zu, um hören und sehen zu können. Geht er/sie mit dem Gedanken „Es soll ..." an den lebendigen Prozess heran, kann das leicht zu einem Ergebnis führen, das zu sehr an seinen/ihren eigenen inneren Gedanken angepasst ist. Es entsteht so eine verarmte und vereinfachte Gesamtheit, die durch blinde Flecken des/der Leiters/in geprägt ist. Stattdessen verteilt er/sie seine/ihre Unterstützung gleichberechtigt an alle. In ihr gibt es keine Wertungen oder Vergleiche. Es werden alle Ausdrucksarten gemieden, die eine solche Wertung enthalten (besser, schöner, richtig, genau, ausgezeichnet usw.).

2. Toleranz und Sensibilität gegenüber Unterschieden, die die divergente Tätigkeit des Einzelnen und der Gruppe bewahren. Der/Die Leiter/in folgt nicht den Erscheinungen sondern sucht nach dem Verborgenen und Angedeuteten. Er/Sie hört das kaum Hörbare und sieht das Erahnte. Er/Sie ist sich der psychologischen Tatsache bewusst, dass die Unterstützung nicht für das erforderlich ist, was aufdringlich von einer Mehrheit produziert wird.
Er/Sie schafft Voraussetzungen für das Entstehende, ohne vorab zu wissen, was dafür benötigt wird. Dies ist für alle Gruppen wichtig, hat jedoch eine besondere Bedeutung bei Kindern, weil es ihre zukünftige Entwicklung schützt und fördert. Die übliche gleichmäßige Zuteilung der positiven Unterstützung an alle reicht nicht nur nicht aus sondern ist nicht immer adäquat. Es ist eine spezifische

---

1 Anmerkung zur Übersetzung: Wir haben uns in der Übersetzung für den Begriff „der Leiter/die Leiterin" entschieden. Im Unterschied zu den bei uns gebräuchlichen Begriffen – sei es Referentin oder Dozent, Teamerin oder Trainer – betont das Wort Leiter/Leiterin, dass ihm/ihr mehr obliegt als eine Vermittlungsfunktion oder als die bloße Strukturierung des Workshop-Geschehens: Er/Sie trägt auf besondere Weise Verantwortung für das, was mit den von tiefen Verletzungen gekennzeichneten Flüchtlingen geschieht.
Ferner geht der Original-Text davon aus, dass die Workshops von mehreren Personen gemeinsam geleitet werden, wobei jeweils eine Person aktuell die Leitung wahrnimmt und mindestens eine weitere beobachtend, assistierend und eventuell auch intervenierend mitarbeitet.

asymmetrische Unterstützung erforderlich, die aus ungleichmäßigem Reflektieren besteht. Der/die Leiter/in reflektiert der Gruppe das Geschehen auf eine Art, die einem „schiefen" oder „unebenen" Spiegel gleicht. Er/Sie mindert und beruhigt das Auffällige und vergrößert das, was sich gerade erahnen lässt. Auf diese Art wird nicht nur die individuelle Aktion in Schutz genommen, sondern viel mehr als das: sie wird in eine kollektive Gewinnerkenntnis umgewandelt.

In einem Workshop über Freunde z.B. kamen Antworten: Sie teilen ein Brötchen untereinander, spielen schön, helfen einander, sind gut wie ein Kind. Alle Antworten verdienen Unterstützung, die letzte verdient jedoch eine „Vergrößerung".

3. Gleichgewichtiges Verhältnis gegenüber konstruktiven und destruktiven Beiträgen, welches sowohl die Handlungsfähigkeit des/der Leiters/in als auch der Teilnehmenden bewahrt. Destruktive Ausfälle Einzelner stellen eine ständige und reale psychologische Herausforderung in jeder Gruppe dar. Sie sind expansiv und können sowohl die Gruppe als auch den/die Leiter/in überschwemmen. Es kann jedoch auch passieren, dass eine destruktive Antwort eines Teilnehmenden den/die Leiter/in mehr als die Gruppenmitglieder trifft und er/sie in Folge dessen seine/ihre Aufmerksamkeit auf jene fixiert und andere Teilnehmer vernachlässigt. Wer in solche Fallen tappt, führt die Ereignisse im Workshop z.B. auf „problematische Kinder" oder „problematische Mütter" zurück und vernachlässigt die übrigen, „gesunden" Aspekte der Ereignisse für die Gruppe. Er/Sie könnte der Gruppe sogar seinen Bedarf vermitteln, in Schutz genommen zu werden, so dass die ganze Gruppe in die Falle tappen könnte, den hilflosen Leiter zu retten, statt gemeinsam mit ihm/ihr den sozialen Rahmen der Gruppenereignisse zu bewahren.

Die Einhaltung des Gleichgewichts von destruktiven und konstruktiven Ereignissen ist eine sehr komplexe Herausforderung, die für die persönliche und soziale Integration der Teilnehmenden jedoch notwendig ist.

Workshops als Teile des Programms

Jeder Workshop ist ein Mikroprozess im Rahmen der Gesamtprozesse des Programms. Die Prozesse laufen kontinuierlich und sind auch in der Dauer nicht im Voraus festgelegt.

Jedes Programm mit unseren psychologischen Workshops ist ein neues, lebendiges Projekt und läuft nicht nach einem fest vorgegebenen Schema.

Jedes Programm beachtet die im realen Leben der Teilnehmenden stattfindenden Veränderungen und kann deshalb nicht im Voraus und unveränderbar definiert werden.

Jedes Programm ist im realen Lebenszusammenhang des Flüchtlingsdaseins angesiedelt.

Jede Szene im Leben des Flüchtlingsdaseins in einer Gemeinschaftsunterkunft hat ihre spezifische Realität, Färbung und Ausprägung.

Die Menschen in der gemeinsamen Unterbringung haben eine Zuflucht, in der das Leben durch von außen festgelegte Vorschriften geregelt ist. Das Leben läuft nach einem beständigem Rhythmus und einer alles andere abtötenden Reihenfolge. In enge Rahmen eingezwängt, ist es durch die physische Trennung von der übrigen Welt zusätzlich eingeschränkt. Es scheint, als sei den Menschen, die ein solches Leben führen, die Botschaft eingepflanzt worden: Ihr seid hier um zu überleben und nicht um zu leben. Die, die gerade erst der ihr Leben bedrohenden Katastrophe entkommen sind, empfangen diese Botschaft und verarbeiten sie auf ihre Weise. So werden ihre schlimmen Erfahrungen verlängert.

Die Ereignisse im engsten Umfeld und die Ereignisse in der entfernten Kriegsszene haben dieselbe Bedeutung und Kraft. Das, was *dazwischen* geschieht, stellt eine Art soziales Vakuum dar. Die neue Umgebung ist im weiteren Sinne ein nicht definierter sozialer Zwischenraum, in den sie nicht hinein schreiten möchten oder in den zu schreiten sie nicht wagen.

Die gemeinsame Unterbringung ist eine erzwungene und instabile Gemeinschaft, weil die Entscheidung über ihre Bildung und Auflösung eine institutionelle und keine individuelle ist. Trotz aller negativen Aspekte, die das Leben in einer kollektiven Unterbringung mit sich bringt, ist auch ein Vorteil vorhanden, der oft übersehen wird: Die Menschen in einer gemeinschaftlichen Unterbringung sind durch eine *„gemeinschaftliche"* Erfahrung verbunden. Diese kann sie in ihrem Kampf fürs Leben vereinen.

Die Beziehung zwischen dem Programm und der realen Lebensszene ist deshalb dynamisch.

Die Veränderungen geschehen wechselseitig. Das Programm ist so aufgebaut, das es das Leben in der Absicht begleitet, in ihm allmählich Veränderungen hervorzurufen. Auf der anderen Seite sind die Ereignisse im realen Lebenszusammenhang manchmal so stark und so wichtig, dass sie plötzliche Veränderungen im Programm verursachen können.

Alle wichtigen persönlichen und kollektiven Erlebnisse bilden einen festen Bestandteil des Programms.

Dazu gehört die erste Begegnung. Sie hat eine außerordentliche Bedeutung, so dass sie sehr sorgfältig und detailliert strukturiert werden sollte. Auch Trennungen, Geburtstage und Feiertage stellen einen im Voraus ins Programm eingebauten Teil dar. Es gibt eine gesonderte Workshopgruppe, in der Geburtstage, Feiertage und Abschiede gefeiert werden. Unerwartete Ereignisse, die „wie ein Blitz aus heiterem Himmel" kommen, sind nicht vorhersehbar. Das Programm sieht für solche Situationen allgemeine Lösungen vor, die nur Anregungen für die konkrete Gestaltung von Workshops vor Ort bieten. Dies ist sowohl persönlich als auch professionell die schwierigste Arbeitsform.

Das Programm achtet auf die Altersunterschiede - jedoch nicht in der Weise, dass es den Schwerpunkt auf ihre spezifischen Merkmale sondern auf ihre gegenseitige Bereicherung setzt.

Die Altersunterschiede werden im Rahmen des Interaktionsgefüges als ein natürliches Potenzial für eine asymmetrische Aktion behandelt. Dabei sind die Rollen an keine der unterschiedlichen Altersgruppen exklusiv vergeben.

Die Workshops sind entsprechend den Altersgruppen strukturiert. Die meisten einer Altersgruppe zugedachten Workshops können jedoch mit kleineren Veränderungen auch für andere transformiert werden. Dies ist leichter, wenn Kinderworkshops für Erwachsene verändert werden sollen.

Die flexible Struktur der Workshops enthält ein Potenzial in sich, wodurch Altersunterschiede in gegenseitige Vorteile umgewandelt werden können.

Das Programm umfasst Workshops für Kinder und Erwachsene, die zeitlich parallel laufen, um dadurch ihre gegenseitige Integration zu erleichtern. Am Ende eines jeden Kinder-Workshops erfolgt die Integration der Erwachsenen z.B. dadurch, dass die Kinder ihnen ihre Produkte präsentieren. Im späteren Verlauf finden auch gemeinsame Workshops statt, in denen von Anfang bis Ende Kinder und Erwachsene zusammen aktive Teilnehmende sind.

Workshops für Kinder

Ich habe Ihnen verraten, woran ich nicht mal gedacht habe.
(Goran, 11 Jahre)

Die Kinder-Workshops können in der Praxis frei nach eigenen Kriterien zusammen gestellt werden. In der hier folgenden ersten und größten Gruppe sind Workshops enthalten, die auf persönliche Identität gerichtet sind, die darauf folgenden sieben Workshops befassen sich mit sozialem und emotionalem Austausch und die letzte Gruppe könnte in eine Kategorie „Sonstiges" aufgenommen werden. Dem/Der Leitenden überlassen wir es, selber eine jeweilige Auswahl zu treffen, in der Hoffnung, dass die in der Einleitung für alle Workshops gemeinsam definierten Ziele und Wege beachtet werden. Wir haben es absichtlich vermieden, die Ziele für jeden Workshop spezifisch und präzise zu definieren, weil wir darin ein Schwert mit zwei Klingen sehen. In erster Linie besteht die Gefahr, dass der eigentliche Prozess verarmt und somit die Divergenz und Individualität gefährdet wird. Das hat uns auch unsere eigene Erfahrung gelehrt.

Wir haben die Workshops sehr sorgsam „zusammengebastelt", insbesondere um die Möglichkeit zu erhalten, dass die Kinder ihre Erlebnisse frei äußern. Unter Erhaltung des freien Ausdrucks verstehen wir die Erhaltung des Rechts auf den persönlichen und gemeinsamen Ausdruck, in dem das Gemeinsame das Persönliche nicht erdrückt und umgekehrt, dass das Persönliche dem Gemeinsamen nicht aufgezwungen wird. Ferner ist das Verhältnis von Erwartetem und Unerwartetem veränderlich, so dass eine Toleranz für das Unvorhersehbare und Unverständliche erwartet wird. Die kindlichen Produkte sind den Erwachsenen manchmal nicht leicht verständlich, weil die von den Kindern verwendete Sprache nicht nur pragmatisch und eindeutig ist. Ferner gibt es in dem Workshop-Gewebe keine von den Erwachsenen erdachten Geschichten. Die gelenkte Phantasie hat in den Kinder-Workshops unserer Meinung nach einen entgegengesetzten Effekt als den, der ihr im Allgemeinen zugeschrieben wird. Da von Erwachsenen erdachte Geschichten ein von den Erwachsenen angebotenes Modell darstellen, erzeugen sie eigentlich nur den unproduktiven Dualismus von „richtigen" und „falschen" Antworten. Dadurch wird der kreative Prozess klar begrenzt und seine Natur gefährdet.

Kinder-Workshops stellen aus mehreren Gründen eine große moralische und professionelle Herausforderung dar. An erster Stelle wäre die Verantwortung gegenüber den vom Krieg belasteten Kindern zu nennen.

Ferner die Tatsache, dass Kinder naturgemäß empfänglich sind, und sie jedes Geben reichlich erwidern, so dass der Anschein erweckt wird, dass ihnen gerade das Benötigte gegeben worden ist. Eigentlich benötigen sie aber etwas, was sie selbst nicht mal zu fordern wissen. Etwas, was nicht von vornherein gegeben ist und von dem wir nicht wissen, was es ist. Wir haben in den Workshops versucht, gemeinsam zu suchen. Das klingt zwar schön, erfordert aber von einem Erwachsenen sehr viel.

Die Arbeit eines jeden Workshops wird dadurch erschwert, dass das, was vorhanden ist, stärker und lauter ist als das, was entsteht. Die neue Entwicklung, die Veränderung steht immer in der Gefahr, durch vorhergehende Errungenschaften überlagert und verdrängt zu werden. Das, was bereits besteht, ist immer mächtiger als das, was entsteht. Hierin liegt eine ständige Anforderung für den Erwachsenen; von ihm wird erwartet, die sich aufzwingende, alte Erscheinung überschreiten zu helfen.

In unseren Workshops fand immer ein Prozess der gegenseitigen Veränderungen statt - die Kinder haben den in ihnen „versteckten Schatz" schnell gefunden und schnell eine Sprache höherer Ordnung benutzt. Wir haben viel mehr Zeit benötigt, um sie zu verstehen. Wir sind nicht mal sicher, dass wir sie alle gehört haben.

Kinder-Workshop Nr. 1:
Gruppenportrait

Einführung
1. Wie heißt du? Sag uns deinen Namen
2. Sprich deinen Namen mit unterschiedlicher Stimme
3. Kombiniere deinen Namen mit Händeklatschen
4. Welche Farben haben deine Augen und Haare?
5. Wechselt die Plätze
6. Wir bilden Paare

Zentralteil
7. Schaut euch euren Partner an
8. Stellt euch und eure Partnerin den anderen vor
9. Findet andere Paare, die euch ähnlich sind
10. Wir erstellen Portraits von jeder Gruppe

Abschluss
11. Präsentiert eure Gruppenportraits
12. Wir fotografieren jede Gruppe unter ihrem Portrait
13. Wir machen ein Foto von jedem Kind mit dem/der Leiter/in
14. Kombiniere deinen Namen und den deines Nachbarn mit einem Händedruck

---

Material: Packpapier, Malstifte, Lampe oder Taschenlampe, kleiner Spiegel, Fotoapparat.

Hinweis: Das Gruppenportrait wird in späteren Workshops mit Materialien weiter bearbeitet, die die inneren Erlebnisse der Kinder widerspiegeln.

Einführung

1. Wie heißt du? Sag uns deinen Namen

Wenn sich Menschen das erste Mal begegnen, dann machen sie sich zuerst miteinander bekannt. Lasst uns das auch machen. Wie heißt ihr? Jeder sagt seinen oder ihren Namen der Reihe nach im Kreis. Ich werde beginnen.

Jede/r sagt den eigenen Namen. Wenn eine/r nur den Familiennamen sagen sollte, wird er/sie gebeten, auch den Vornamen zu sagen. Nach der ersten Runde folgt die Aufforderung:

Und nun sprecht bitte euren Namen der Reihe nach so laut wie möglich aus.

Danach werden die Kinder dazu aufgerufen, ihre Namen gemeinsam auszusprechen:

Lasst uns jetzt unsere Namen gemeinsam und so laut wie möglich aussprechen, damit man sie weit hören kann.

Das Verfahren wird wiederholt, jedoch soll jetzt so leise wie möglich gesprochen werden, danach ganz hoch und ganz tief.

2. Sprich deinen Namen mit unterschiedlicher Stimme

Jetzt werden wir es etwas anders machen. Einer wird seinen Namen so laut wie möglich sagen und seine Nachbarin so leise wie möglich. Dann geht es abwechselnd so weiter. Ich werde wieder beginnen.

Die Aufforderung wird dann für hoch und tief im Wechsel wiederholt.

3. Kombiniere deinen Namen mit Händeklatschen

Ihr könnt jetzt eurem Nachbar euren Namen nach Belieben vorsprechen: laut, leise, hoch, tief, aber dabei sollt ihr zusätzlich mit den Händen klatschen.

4. Welche Farben haben deine Augen und Haare?

Ich habe hier einen Spiegel, seht her. Jeder soll sich darin anschauen und sagen, welche Farbe seine Augen und seine Haare haben. Ich werde beginnen und den Spiegel dann an meine Nachbarin weitergeben.

Der/die Leiter/in führt die Handlung vor und gibt den Spiegel danach seinem benachbarten Kind. Sollte es vorkommen, dass ein Kind seine Augen- und Haarfarbe nicht nennen kann, wird sein Nachbar um Hilfe gebeten:

Schau deinen Nachbarn an, er soll dein zweiter Spiegel sein und dir sagen, welche Farbe deine Augen und deine Haare haben. Und danach kannst du uns das sagen.

5. Wechselt die Plätze

Wir machen jetzt ein kleines Spiel, bei dem wir unsere Plätze wechseln. Wenn ich sage: „Alle Kinder mit schwarzen Augen und schwarzem Haar wechseln die Plätze", dann stehen alle Kinder mit schwarzen Augen und schwarzem Haar auf und suchen sich einen neuen Platz. ... alle Kinder mit blauen Augen und blonden Haaren, ... alle Kinder mit ...

6. Wir bilden Paare

Und nun ein anderes Spiel. Dazu steht ihr bitte alle auf. Ich werde meinen Nachbarn rufen und mit den Händen klatschen, und wenn ich das gemacht habe, geht er in die Mitte. Sein Nachbar soll dann das machen, was ich gemacht habe, also den Namen seines Nachbarn sagen und mit den Händen klatschen. Dann geht dieses Kind auch in die Mitte. Das Spiel geht bis zum Ende des Kreises.

Auf diese Weise werden zwei gleich große Kreise gebildet, ein Innenkreis und ein Außenkreis.

Schaut euch an. Hat jede/r eine/n Partner/in vor sich stehen? (Pause) *Merkt euch bitte, wer eure/euer Partner/in ist.* (Pause) *Jetzt fasst euch in eurem Kreis an den Händen. Der Außenkreis setzt sich in Bewegung und geht rechts herum im Kreis.* (Pause) *Jetzt geht auch der Innenkreis los, aber anders herum.* (Pause) *Wenn ich „Stopp" sage, bleibt ihr stehen. Gut. Steht euer/eure Partner/in nun wieder vor euch?*

Falls nicht, dreht sich der Innenkreis so lange, bis jede/r seine/n Partner/in gefunden hat und bleibt dann stehen. Danach folgt die Aufforderung:

Nun setzt euch als Paar zusammen hin.

Zentralteil

7. Schaut euch euren Partner an

Schaut euch in die Augen. Welche Farbe haben eure Augen? (Pause) *Lacht euch an. Wie ist euer Gesicht?* (Pause) *Sprecht miteinander. Sagt euch, wie es euch geht.*

8. Stellt euch und eure Partnerin den anderen vor

Einer der Partner erzählt, wie sie heißen, welche Augenfarbe sie haben und wie ihre Gesichter aussehen. Der andere Partner erzählt wie es ihnen geht.

9. Findet andere Paare, die euch ähnlich sind

Fasst euch an die Hände und geht gemeinsam spazieren. Sucht dabei andere Paare, die euch ähnlich sind und findet als Gruppe zusammen.

10. Wir erstellen Portraits von jeder Gruppe

Jetzt werden wir ein Schattenbild von jeder Gruppe machen.

Jede Gruppe macht ein Gruppenportrait. Auf einem an der Wand fixierten Packpapier wird der Schatten des Profils gezeichnet, erstellt mit Hilfe einer Lampe oder Taschenlampe.

Es sind zwei erwachsene Personen erforderlich: Die eine Person hält die Lampe und erzeugt einen Schatten vom Kindesprofil und die andere Person zeichnet mit einem Filzstift das Profil nach. Auf jedem Gruppenportrait sollen das Datum und der Ort festgehalten werden. Wenn die Gruppenportraits fertig sind, erhalten sie von den Kindern einen gemeinsamen Namen.

Abschluss

11. Präsentiert eure Gruppenportraits

Jede Gruppe stellt ihr Portrait vor.

12. Wir fotografieren jede Gruppe unter ihrem Portrait

Das Gruppenfoto wird zu jedem Schattenbild dazu geheftet.

13. Wir machen ein Foto von jedem Kind mit dem/der Leiter/in

Es ist außerordentlich wichtig, dass jedes Kind ein Foto erhält. Wenn das nicht möglich ist, sollte dieser Teil übersprungen werden.

14. Kombiniere deinen Namen und den deines Nachbarn mit einem Händedruck

Zum Abschluss kommen alle in den Kreis zurück. Sagt bitte zunächst euren Namen und danach den Namen eures Nachbarn zusammen mit einem Händedruck - das geht so: macht mit den Händen in der Luft eine beliebige Geste, gebt euch selbst die Hände und sagt die Namen.

Der/die Leiter/in gibt ein Beispiel, dann geht es reihum.

Einführung

1. Sagt euren Vor- und Familiennamen
2. Sagt euren Namen so, wie man euch gerufen hat, als ihr klein gewesen seid
3. Wie ruft man euch heute?
4. Wie habt ihr euren Namen erhalten?
5. Gefällt euch euer Name?
6. Zeigt, wie sehr euch euer Name gefällt

Zentralteil

7. Viele Namen haben eine Bedeutung
8. Zeigt, was euer Name bedeutet
9. Wir erfinden eine Geschichte

Abschluss

10. Wir präsentieren die Geschichten
11. Abschlusskreis

Hinweis: Weil im Verlauf dieses Workshops auf die Gruppenbildung aus dem ersten Workshop zurückgegriffen wird, ist es sinnvoll, die Schattenportraits im Raum aufzuhängen.

Einführung

1. Sagt euren Vor- und Familiennamen

Ausführung im Kreis der Reihe nach.

2. Sagt euren Namen so, wie man euch gerufen hat, als ihr klein gewesen seid

Geht alle in die Hocke und stellt euch vor, ihr seid klein, ein ganz kleines Kind. Erinnert euch daran, wie man euch damals gerufen hat. Sprecht euren Namen so aus, wie man euch gerufen hat, als ihr klein gewesen seid.

3. Wie ruft man euch heute?

Steht langsam auf, zeigt wie ihr wachst. (Pause) *Ihr seid größer geworden. Sagt, wie man euch heute ruft.*

4. Wie habt ihr euren Namen erhalten?

Ein Kind wird nicht mit dem Namen geboren, es erhält den Namen nach der Geburt. Wisst ihr, wie ihr euren Namen erhalten habt?

5. Gefällt euch euer Name?

Niemand von uns kann sich seinen Namen selber aussuchen. Er wird uns gegeben, wenn wir noch ganz kleine Babys sind. Einigen gefällt der Name, einigen gefällt er nicht. Gefällt euch euer Name?

Weil der eigene Name unter Flüchtlingskindern eine besondere Bedeutung hat, sollen die Kinder unterstützt werden, die einen negativen Standpunkt gegenüber ihrem Namen haben, indem man sich ihre Begründung aufmerksam anhört. Sie erhalten eine Zusatzfrage:

Wenn du deinen Namen ändern könntest, wie würdest du dann heißen?

6. Zeigt, wie sehr euch euer Name gefällt

Die Kinder gehen auf ihre Plätze im Kreis zurück und werden aufgefordert, mit einer Geste zu zeigen, wie ihnen ihr Name gefällt:

Zeigt mit euren Händen, wie sehr euch heute euer Name gefällt.

Zentralteil

7. Viele Namen haben eine Bedeutung

Wisst ihr, was euer Name bedeutet? Hat euch das schon einmal jemand gesagt? Habt ihr darüber schon einmal nachgedacht?

Weil einige Kinder zum ersten Mal mit dieser Frage konfrontiert werden, muss der/die Leiter/in einem solchen Kind aufmerksam zuhören und es bei der Suche nach einem positiven Zusammenhang unterstützen. Wenn das Kind dies nicht schafft, machen es der/die Leiter/in mit dem Kind gemeinsam. Bei der Suche nach einem positiven Zusammenhang kann es sich auf eine Bedeutung, den Klang oder eine Figur aus einem Film, Märchen usw. stützen.

8. Zeigt, was euer Name bedeutet

Ihr habt gesehen, dass eure Namen etwas bedeuten. Wir haben gehört, dass Nada z.B. bedeutet, dass jemand eine Hoffnung hat, Ruza ist eine Blume, Dragan ist ein lieber Mensch usw. Stellt euren Namen und seine Bedeutung nun durch eine Bewegung dar.

Es wird das erste Kind aufgerufen, das dann im Kreis seinen Namen vorstellt. Danach werden Kinder, deren Namen eine ähnliche Bedeutung haben, aufgerufen sich zu ihm zu stellen.

Anschließend gehen die Kinder auf ihre Plätze zurück und der/die Leiter/in ruft das nächste Kind auf, das seinen Namen vorstellt und zu dem sich dann andere mit ähnlicher Bedeutung gesellen. Sollte es vorkommen, dass Kinder keine Ähnlichkeit finden können, geht der/die Leiter/in zu dem Kind in den Kreis und lädt andere Kinder ein, zu ihnen zu kommen.

9. Wir erfinden eine Geschichte

Nun wollen wir Geschichten erfinden. Dazu wollen wir uns wieder in den Gruppen zusammen finden, die beim letzten Mal gemeinsam Schattenbilder gemacht haben. Findet euch zu eurer Gruppe zusammen und sucht euch einen Platz im Raum, so dass ihr andere nicht stört.

Wenn sich die Gruppen gebildet haben und jede ihren entsprechenden Platz gefunden hat, wird die Anleitung fortgesetzt:

Macht aus euren Namen eine Geschichte. Wie jede Geschichte, soll auch eure Geschichte Anfang und Ende haben. Sprecht darüber, wie eure Namen sich getroffen haben, wo sie überall waren, was sie gemacht haben und was am Ende war. (Pause) *Ihr könnt eure Geschichte schreiben, ihr könnt sie malen, ihr könnt daraus aber auch ein Rollenspiel machen.* (Pause) *Ihr könnt euch aussuchen, was euch davon am besten gefällt.*

Den Kindern soll genügend Zeit gelassen und sie sollen nicht gedrängt werden. Der/die Leiter/in geht während der Arbeit von Gruppe zu Gruppe, unterstützt sie, verbessert nicht, kritisiert nicht und schlägt keine Lösungen vor. Wenn eine Gruppe wesentlich früher fertig ist, widmet ihr der/die Leiter/in Aufmerksamkeit, um die positive Stimmung zu erhalten.

Abschluss

10. Wir präsentieren die Geschichten

Jede Gruppe präsentiert ihre Geschichte nach einer von dem/der Leiter/in festgelegten Reihenfolge. Es sollte darauf geachtet werden, dass jede Darstellung mit Applaus belohnt wird. Dann werden die Kinder aufgefordert, einen Namen für die Geschichte zu suchen.

11. Abschlusskreis

Die Kinder gehen auf ihre Plätze im Kreis zurück und werden aufgefordert, mit einer Geste zu zeigen, wie ihnen ihr Name jetzt gefällt:

Zeigt mit euren Händen, wie euch jetzt euer Name gefällt.

Kinder-Workshop Nr. 3
Das persönliche Zeichen

Einführung
1. Sprich deinen Namen so aus, wie du es möchtest
2. Wir merken uns alle Namen
3. Wenn euer Name eine Linie wäre, wie würde diese aussehen?
4. Wenn euer Name eine Farbe wäre, welche wäre das?

Zentralteil
5. Macht euch ein persönliches Zeichen
6. Zeigt euer persönliches Zeichen
7. Sucht Kinder mit ähnlichen Zeichen
8. Erfindet eine gemeinsame Geschichte

Abschluss
9. Wir stellen die Geschichten vor
10. Abschlusskreis

Material: Malstifte und Papierkreise mit 5 cm Durchmesser.

Einführung

1. Sprich deinen Namen so aus, wie du es möchtest

Sagt euren Namen wie ihr möchtet: laut, leise, singend, schnell, langsam ...

2. Wir merken uns alle Namen

Jetzt werden wir Folgendes machen. Ich werde meinen Namen und den Namen meines Nachbarn aussprechen. Er/sie wird dann zuerst meinen Namen, dann seinen/ihren Namen und danach den Namen seines/ihres Nachbarn sagen. Und so weiter bis zum Ende des Kreises.

3. Wenn euer Name eine Linie wäre, wie würde diese aussehen?

Jetzt versucht, euch euren Namen als Linie vorzustellen. (Pause) *Wie würde diese Linie aussehen?* (Pause) *Malt sie der Reihe nach mit dem Finger in der Luft.*

4. Wenn euer Name eine Farbe wäre, welche wäre das?

Stellt euch einmal vor, euer Name wäre eine Farbe: Welche Farbe wäre dies wohl?
(Pause) *Jetzt malt eure Linie mit eurer Farbe.* (Pause) *Malt der Reihe nach eure Linie in der Luft und sagt, welche Farbe sie hat.*

Zentralteil

5. Macht euch ein persönliches Zeichen

Jedes Kind hat nun seine Linie und seine Farbe. Macht daraus euer persönliches Zeichen. Malt etwas, das für euch wichtig ist, was euch darstellen wird.

An die Kinder werden Malstifte und kleine Papierkreise mit etwa 5 cm Durchmesser verteilt.

6. Zeigt euer persönliches Zeichen

Geht wieder an euren Platz im Kreis zurück. Nun soll jeder sein persönliches Zeichen zeigen. Haltet euer Zeichen so, dass alle es sehen können. (Pause) *Als Nächstes stellt jedes Kind sein persönliches Zeichen der Reihe nach vor und erzählt etwas dazu.*

7. Sucht Kinder mit ähnlichen Zeichen

Da dies euer Zeichen ist, befestigt es an eurem Körper und geht damit spazieren. Stellt eure Zeichen einander vor und sucht diejenigen Zeichen, die eurem ähnlich sind. (Pause) *Bleibt als Gruppe mit den Kindern zusammen, die ähnliche Zeichen haben.*

8. Erfindet eine gemeinsame Geschichte

Wenn die Kleingruppen gebildet sind, erhalten sie die Aufforderung:

Versucht jetzt eure Zeichen zu verbinden, indem ihr euch eine Geschichte ausdenkt, die von den Zeichen handelt.

Abschluss

9. Wir stellen die Geschichten vor

Die Geschichten werden der Reihe nach vorgestellt.

10. Abschlusskreis

Wie würdet ihr nach allem was wir gemacht haben, euer persönliches Zeichen nennen? Welche Worte würdet ihr drauf schreiben?

Die Worte werden reihum ausgesprochen.

Merkt euch bitte eure Worte, wir werden sie das nächste Mal aufschreiben.

Einführung
1. Atme so viel Luft wie möglich ein und spreche danach deinen Namen aus
2. Atme die Luft ein und danach aus

Zentralteil
3. Sprich den Namen so aus, dass er möglichst viel/wenig Raum einnimmt
4. Bewegt euch durch den Raum
5. Geht mit eurem Namen
6. Zeigt, wie weit euer Name gekommen ist

Abschluss
7. Finde deinen Platz im Raum
8. Abschlusskreis (Einführung eines Rituals)

Einführung

1. Atme so viel Luft wie möglich ein und spreche danach deinen Namen aus

Heute werden wir unsere Namen auf eine neue Weise aussprechen. Ihr werdet langsam so viel wie möglich Luft einatmen, etwas anhalten und dann beim Ausatmen euren Namen aussprechen. Ich mache es einmal vor und dann geht es der Reihe nach im Kreis weiter.

2. Atme die Luft ein und danach aus

Atmet langsam möglichst viel Luft ein und atmet sie danach langsam aus.

Diese Sequenz kann je nach Größe der Gruppe der Reihe nach oder simultan ausgeführt werden.

Und jetzt atmen wir schnell ein und schnell wieder aus.

Ausführung: Je nach Gruppengröße der Reihe nach oder simultan. Danach folgt die Frage:

Was meint ihr, hat die Luft mehr Platz eingenommen, als ihr sie langsam ein- und ausgeatmet habt oder als ihr sie schnell ein- und ausgeatmet habt?

Die Antwort der Gruppe abwarten und in einer klaren Feststellung wiedergeben:

Also die Luft, die wir langsam ein- und ausgeatmet haben, hat mehr Platz eingenommen.

3. Sprich den Namen so aus, dass er möglichst viel/wenig Raum einnimmt

Und nun sprecht bitte euren Namen so aus, dass er möglichst viel Raum einnimmt.

Nachdem das der Reihe nach ausgeführt ist, folgt die Aussprache des Namens, so dass möglichst wenig Raum eingenommen wird. Danach folgt die Frage:

Was gefällt euch besser: Wenn euer Name mehr Raum oder weniger Raum einnimmt?

Nachdem sie sich der Reihe nach geäußert haben, wird vorgeschlagen, dass sie die Namen gemeinsam aussprechen.

4. Bewegt euch durch den Raum

Steht auf und geht langsam, ganz langsam durch den Raum. Wenn ich „Stopp" sage, bleibt dort stehen, wo ihr gerade seid. Jetzt geht es los. Geht langsam und schaut euch dabei um. Wo geht ihr lang, an wem geht ihr vorbei? (Pause) Stopp! Sehr gut. Schaut, wo ihr euch befindet und wer neben euch ist. (Pause) Und jetzt geht schneller. (Pause) Stopp! Schaut, wo ihr jetzt seid, wer in eurer Nähe ist. (Pause) Geht schnell und immer schneller. (Pause) Noch schneller, passt auf, dass ihr nicht mit anderen zusammenstoßt. (Pause) Stopp! Schaut! Wo ihr seid ihr jetzt, wer ist bei euch? (Pause) Geht dorthin zurück, wo ihr am Anfang gewesen seid, und bleibt dort stehen.

Wenn sie am Ausgangsplatz sind, folgt die Aufforderung:

Erinnert euch, wo ihr lang gelaufen seid, wer sich neben euch befand. (Pause) Erinnert euch daran, wo es euch am besten gefallen hat, an welchem Platz und in wessen Nähe ihr euch wohlgefühlt habt. Merkt euch das bitte.

5. Geht mit eurem Namen

Sagt euren Namen so, dass er so viel Platz im Raum einnimmt, wie ihr möchtet. Wenn ihr den Namen ausgesprochen habt, dann geht mit eurem Namen und zeigt uns dabei, wie viel Raum er eingenommen hat.

Wird der Reihe nach ausgeführt.

6. Zeigt, wie weit euer Name gekommen ist

Jetzt bilden je zwei nebeneinander sitzende Kinder ein Paar. Wenn ein Kind keinen Partner hat, wird der/die Leiter/in sein Partner.

Das erste Paar steht auf und geht in die Kreismitte. Sie stellen sich einander gegenüber auf, so nah wie möglich, und das erste Kind erhält die Aufforderung:

Sag bitte deinen Namen so, dass er so viel Platz wie möglich einnimmt.

Das zweite Kind hat die Aufgabe:

Wenn dein Partner oder deine Partnerin den Namen ausgesprochen hat, sollst du dem Namen hinterher laufen und zeigen, wie weit der Name gekommen ist.

7. Finde deinen Platz im Raum

Schaut euch um, ihr seid heute in diesem Raum spazieren gegangen. Geht erneut spazieren und bleibt an jenen Plätzen stehen, an denen ihr heute gewesen seid. Geht jetzt los und vergesst nicht, stehen zu bleiben.

Genug Zeit für das Gehen lassen. Den Verlauf beobachten, mit welchem Tempo sie gehen und ob sie stehen bleiben. Den Augenblick für das Beenden der Handlung einschätzen und diese mit „Stopp" zu Ende führen. Wenn sie angehalten haben, folgt die Aufforderung:

Schaut, wo ihr euch jetzt befindet. Erinnert euch daran, wo ihr vorbeigekommen seid. Gefällt euch der Platz, an dem ihr euch jetzt befindet? Sucht euch den Platz, der euch am meisten zusagt und bleibt dort stehen. (Pause) Ausgezeichnet. (Pause) Jetzt geht ohne Eile auf euren Platz im Kreis zurück.

8. Abschlusskreis (Einführung eines Rituals)

Wir stellen uns jetzt vor, dass dieser Kreis unser gemeinsamer Raum ist. Nun sagen wir alle unsere Namen gemeinsam so, dass sie unseren gemeinsamen Raum ausfüllen.
Dies ist jetzt unser Raum, er wurde durch unsere Namen ausgefüllt.

Nach einer Pause wird die Aufforderung fortgesetzt:

Lasst uns unseren Raum erhalten. Er ist wichtig für uns. Das soll zu sehen und zu hören sein. Seid ihr damit einverstanden? (Pause) Was können wir machen, damit alle ihn sehen können?

Die Antworten der Kinder abwarten. Vielleicht kommt die Idee, den Raum zu markieren. Wenn nicht, macht der/die Leiter/in diesen Vorschlag und markiert danach den Raum so mit Kreide, dass alle innerhalb seiner Grenzen sind. Danach folgt der Kommentar:

Jetzt kann man unseren Raum sehen. Nun lasst uns etwas machen, dass man ihn auch hören kann. Ich habe dafür einen Vorschlag:

Den Kindern wird vorgeschlagen, sich so umzudrehen, dass sie hintereinander stehen, dann rhythmisch im Kreis gehen und die Namen nach folgendem System nacheinander sagen: Der/die Leiter/in fängt an und sagt mit Rhythmus zwei Mal die Silben des eigenen Namens (z.B. Mi-ra, Mi-ra). Die Gruppe spricht danach zwei Mal die erste Silbe dieses Namens nach (also hier: Mi-Mi). Der Nächste im Kreis macht dann weiter mit seinem Namen und so bis Ende des Kreises.

In der zweiten Runde wird nur die erste Silbe der Reihe nach im ganzen Kreis ausgesprochen (z.B. Mi-Mi und die Gruppe wiederholt identisch).

Jetzt haben wir unseren gemeinsamen Raum. Er ist zu sehen und zu hören. Merkt ihn euch bitte. Von heute an wird das, so lange wir zusammen sind, unser gemeinsamer Raum sein.

Kinder-Workshop Nr. 5
Symbolisieren des persönlichen Raumes

Einführung
1. Kombiniere deinen Namen mit Rhythmus und Händeklatschen
   (Wir erweitern das Ritual vom Ende des letzten Workshops.)
2. Sprich deinen Namen aus und zeige, wie viel Platz er einnimmt
3. Bewegt euch durch den Raum
4. Wir nehmen den größten Raum ein
5. Wir nehmen den kleinsten Raum ein

Zentralteil
6. Findet euren eigenen Platz
7. Stellt euch den eigenen Platz vor
8. Malt den eigenen Platz
9. Zeigt uns euer Bild vom eigenen Platz
10. Fügt eure Bilder mit anderen zusammen

Abschluss
11. Zeigt uns euren gemeinsamen persönlichen Platz
12. Abschlusskreis

Material: Filz-, Wachs-, Buntstifte, Wasserfarben und Papier

Einführung

**1. Kombiniere deinen Namen mit Rhythmus und Händeklatschen
   (Wir erweitern das Ritual vom Ende des letzten Workshops.)**

Wir befinden uns wieder in unserem gemeinsamen Raum. (Pause) *Lasst uns das sehen und hören.*

Es wird ein Kind aus dem Kreis aufgerufen, den Raum z.B. wieder mit Kreide zu kennzeichnen.

Jetzt werden wir genau wie das letzte Mal die Namen mit Rhythmus und zusätzlich mit Händeklatschen aussprechen, z.B. ich sage meinen Namen: Mi - ra, Mi - ra und alle antworten: Mi - Mi. Bei jeder Silbe klatschen wir einmal in die Hände.

Wenn Kinder es wünschen, sich wie beim letzten Mal dazu zu bewegen, wird eine zweite Runde angeschlossen.

2. Sprich deinen Namen aus und zeige, wie viel Platz er einnimmt

Fasst euch an die Hände. (Pause) *Jetzt wird der Reihe nach jeder seinen Namen aussprechen, so dass er viel oder wenig Platz einnimmt. So wie jeder es möchte. Gemeinsam werden wir dann zeigen, wie viel Platz der Name eingenommen hat, indem wir den Kreis größer oder kleiner machen.*

Wenn ein Kind den Namen ausgesprochen hat, reflektiert die Gruppe das durch Bewegung zur Kreismitte oder Entfernung von der Kreismitte und hält sich dabei an den Händen fest.

3. Bewegt euch durch den Raum

Nun schaut euch ruhig in unserem Raum um und erinnert euch, an welchem Platz ihr euch das letzte Mal wohl gefühlt habt. Findet einen Platz, an dem ihr euch heute gut fühlt. (Pause) *Lasst euch Zeit. Geht so, dass ihr den Raum möglichst gut kennen lernt.* (Pause) *Stopp! Schaut, wo ihr euch befindet. Wer steht neben euch? Habt ihr euren Platz gefunden?* (Pause) *Bitte merkt euch wieder euren Platz.*

4. Wir nehmen den größten Raum ein

Fasst euch an den Händen und macht den Kreis so groß wie möglich. (Pause) *Wir wollen möglichst viel Raum einnehmen ohne die Hände loszulassen.* (Pause) *Schaut, wie groß der Kreis ist und wie viel Raum wir eingenommen haben.*

5. Wir nehmen den kleinsten Raum ein

Geht nun in Richtung Kreismitte, so dass wir möglichst wenig Raum einnehmen. Bleibt so eng wie möglich aneinander stehen. (Pause) *Wie fühlt ihr euch? Wenn das jemand unangenehm findet, kann er ruhig ein Zeichen geben, z.B. die Hand hochheben oder es sagen.*
Ich werde jetzt mit Kreide markieren, wie viel Raum ihr eingenommen habt.

Danach werden die Kinder eingeladen, in den normalen Kreis zurückzukehren, und der/die Leiter/in lenkt ihre Aufmerksamkeit auf den markierten Raum:

Schaut, wie viel Raum ihr eben eingenommen habt. Wie habt ihr euch darin gefühlt?

Von den Kindern wird keine Antwort oder Kommentar erwartet, wenn jedoch Meldungen kommen, werden sie unterstützt.

Zentralteil

6. Findet euren eigenen Platz

Erinnert euch daran, wo und mit wem es euch vorhin am besten gefallen hat, als ihr durch den Raum gelaufen seid. (Pause) *Geht jetzt los und findet euren Platz.*

Warten bis jedes Kind seinen Platz gefunden hat. Nicht drängen und nicht eingreifen.

7. Stellt euch den eigenen Platz vor

Nun habt ihr den Platz gefunden, der euch gehört und wo ihr euch gut fühlt. Erinnert euch an einen weiteren Platz, wo ihr euch auch wohl fühlt und wohl gefühlt habt. (Pause) Welcher Platz ist das? Wie ist dieser Platz? (Pause) Schließt die Augen und stellt euch diesen Platz vor, euren persönlichen Platz. (Pause) Habt ihr euch alle euren persönlichen Platz vorgestellt? (Pause) Gut. Behaltet ihn für euch.

Hier geht es jetzt nicht darum, den Platz mit Worten zu beschreiben. Wenn ein Kind zu sprechen beginnt, sollte ihm gesagt werden:

Gut, aber erzähle uns jetzt nicht darüber.
Jedes Kind bekommt jetzt Papier und Malfarben, und jeder malt ihren oder seinen Platz.

Als Malfarben können z.B. angeboten werden: Filzstifte, Wachsstifte, Buntstifte, Wasserfarben.

8. Malt den eigenen Platz

Nachdem sie Papier und Malstifte erhalten haben, werden die Kinder aufgefordert, ihren persönlichen Raum oder Platz zu malen.

Malt, zeichnet, färbt euren persönlichen Platz oder Raum.

9. Zeigt uns euer Bild von eurem Platz

Jetzt wollen wir uns die Bilder ansehen. (Pause) Zeigt euer Bild, damit alle es sehen können, und erzählt uns etwas darüber.

Da die Kinder nicht im Kreis sitzen, stellt jeder seinen Raum von dort vor, wo er/sie gerade ist, gleich ob er/sie sich dort allein oder in einer kleinen Gruppe befindet. Jedes Kind soll dabei unterstützt werden.

10. Fügt eure Bilder mit anderen zusammen

Da ihr nun alle persönlichen Räume gesehen habt, sucht euch die aus, die eurem Raum ähnlich sind und findet euch als kleine Gruppe zusammen.

Nach der Gruppenfindung werden die Kinder einen gemeinsamen persönlichen Raum erstellen. Jede Gruppe erhält dazu Packpapier.

Dieses Papier ist euer gemeinsamer Raum. Überlegt zusammen, wie dieser Raum aussehen soll. Was soll sich dort alles befinden? (Pause) Wie werdet ihr eure eigenen persönlichen Räume dort unterbringen, so dass ihr euch nicht gegenseitig stört, so dass es alle gut finden und ihr euch alle wohl fühlt?

Abschluss

11. Zeigt uns euren gemeinsamen persönlichen Platz

Zeigt uns euren Raum und erzählt uns etwas darüber. Wie wollt ihr ihn benennen?

12. Abschlusskreis

Kommt nun zurück in den Kreis und erinnert euch, wo sich euer liebster Platz befindet. (Pause) Schaut gut hin. (Pause) Jetzt macht die Augen zu und geht langsam zu eurem Platz. (Pause) Stopp! Schaut, wo ihr euch befindet. Macht wieder die Augen zu und geht langsam weiter zu eurem Platz. (Pause) Stopp! Schaut, wo ihr jetzt seid. (Pause) Geht zu eurem Platz. Ausgezeichnet. Bleibt dort. (Pause) Und jetzt schaut, wo sich der Raum befindet, den ich zu Beginn mit Kreide markiert habe (es ist der kleinste Raum gemeint). Schaut gut hin. (Pause) Streckt die Arme aus und haltet sie vor euch und schaut erneut von eurem Platz aus zum markierten Raum hin. Jetzt schließt die Augen und geht langsam mit ausgestreckten Armen dorthin. Geht alle dorthin, und wenn ihr ganz nah beieinander seid, soll jeder zwei Hände finden und anfassen.

Wenn die Kinder die Mitte erreicht und sich an die Hände gefasst haben, erhalten sie die Aufforderung:

Öffnet die Augen und schaut, wessen Hände ihr anfasst. (Pause) Und jetzt versucht bitte, den Knoten aufzulösen, aber ohne die gefundenen Hände loszulassen.
Kommt nun in unseren Kreis zurück. Habt ihr einen Vorschlag, was wir zum Abschluss machen sollen?

Wenn sich die Kinder die Wiederholung des Rituals aus dem vorigen Workshop wünschen, sollte angeregt werden, etwas hinzuzufügen oder zu verändern. Die Veränderungen sollen so unterstützt und eingearbeitet werden, dass die Basis des Rituals erhalten bleibt.

Kinder-Workshop Nr. 6
Mein Name und ein mir unliebsamer Name

Einführung

1. Sprich deinen Namen mit verschiedenen Variationen aus
2. Schreibt euren Namen in die Luft
3. Nehmt alle Namen und legt sie in die Kreismitte

Zentralteil

4. Haltet euren Namen
5. Fühlt euren Namen
6. Macht mit eurem Namen, was ihr möchtet
7. Lasst uns von unseren Namen ein Haus bauen
8. Fühlt euren Namen jetzt erneut
9. Legt euren Namen auf einen sicheren Platz

Variante A

10a. Schreibt den Namen in die Luft, den ihr gern habt
11a. Macht mit dem Namen, was ihr möchtet
12a. Zeigt ihm, dass ihr ihn lieb habt
13a. Holt euren Namen
14a. Streichelt euren Namen

Abschluss

15a. Haltet beide Namen in euren Händen
16a. Lasst sie los, damit sie gemeinsam frei wegfliegen können
17a. Abschlusskreis

Variante B

10b. Schreibt den Namen in die Luft, den ihr nicht gern habt
11b. Spürt den Namen, den ihr nicht gern habt
12b. Werft die Namen in die Kreismitte
13b. Macht mit dem Namen, den ihr nicht gern habt, was ihr möchtet
14b. Wie könnt ihr den euch unliebsamen Namen verbessern?
15b. Fühlt erneut den Namen, den ihr nicht gern habt
16b. Holt euren Namen

Abschluss

17b. Haltet beide Namen zusammen
18b. Lasst sie los, damit sie gemeinsam frei wegfliegen können
19b. Abschlusskreis

Wichtiger Hinweis: Der Verlauf des Workshops nach Nr. 9 hängt von der Situation in der Gruppe ab. Wenn sich bei der Mehrheit der Kinder ein negativer Umgang mit dem eigenen Namen gezeigt hat, geht der Workshop nach der *Variante A* weiter. Wenn bisher ein negativer Umgang nicht dominierte und sich dieser auch nicht abzeichnet, geht der Workshop nach der *Variante B* weiter. Unsere Erfahrung zeigt jedoch, dass in den meisten Fällen ein negativer Umgang mit dem eigenen Namen zu erwarten ist.

Einführung

1. Sprich deinen Namen mit verschiedenen Variationen aus

Sprich deinen Namen so aus, wie du möchtest.
Sprich deinen Namen so laut wie möglich aus.
Sprich deinen Namen so leise wie möglich aus.

Die Namen werden zunächst einzeln der Reihe nach und danach gemeinsam ausgesprochen.

2. Schreibt euren Namen in die Luft

Das Schreiben des Namens wird simultan ausgeführt, alle Kinder schreiben ihren Namen gleichzeitig.

Schreibt jetzt alle euren eigenen Namen in die Luft.

Wenn die Sequenz mit dem „einfachen" Schreiben beendet ist, erhalten die Kinder die Aufforderung, die Namen erst schnell und dann langsam zu schreiben.
Dann schreiben die Kinder ihre Namen mit großen und anschließend mit kleinen Buchstaben.

3. Nehmt alle Namen und legt sie in die Kreismitte

Die Kinder erhalten erneut die Aufforderung, ihren Namen in die Luft zu schreiben und sie anschließend in die Hände zu nehmen. Der/die Leiter/in wendet sich nun an das erste Kind im Kreis:

Rufe ein beliebiges Kind auf. Geht gemeinsam und holt die Namen von allen Kindern ab. Tragt sie ganz vorsichtig in die Mitte des Kreises und legt sie dort hin. Passt auf, dass ihr keinen der Namen verletzt.

Zentralteil

4. Haltet euren Namen

Die Kinder nehmen der Reihe nach ihre Namen aus der Kreismitte.

Geht jetzt einzeln in die Kreismitte und holt euch euren Namen wieder. Ganz vorsichtig. Achtet darauf, dass ihr die anderen Namen nicht verletzt.

5. Fühlt euren Namen

Haltet euren Namen. (Pause) *Fühlt ihn.* (Pause) *Wie ist euer Name: schwer oder leicht, ruhig oder unruhig, kalt oder warm?* (Pause) *Zeigt und sagt uns, wie euer Name ist.*

Die Sequenz wird der Reihe nach ausgeführt.

6. Macht mit eurem Namen, was ihr möchtet

Jetzt könnt ihr mit eurem Namen machen, was ihr gerne möchtet.

Die Kinder zeigen und erzählen der Reihe nach, was sie mit ihrem Namen gemacht haben.
Das ist der sensibelste Teil des Workshops, weil unterschiedliche Formen der Zerstörung des eigenen Namens vorkommen können. Es ist sehr wichtig, dass der/die Leiter/in akzeptierend reagiert, und zwar auch mit seinem/ihrem Verhalten und nicht nur mit Worten.
Wenn das Kind seinen Namen wegwirft, mit Füßen tritt, zerreißt, nimmt der/die Leiter/in den Namen in die Hände, wärmt ihn, streichelt ihn, klebt ihn zusammen und lädt dabei die anderen Kinder ein, sich mit ihren Vorschlägen und Handlungen anzuschließen.

7. Lasst uns aus unseren Namen ein Haus bauen

Überlegt, was ihr mit den Namen gemeinsam machen könntet, so dass es allen Namen gut geht.

Die Vorschläge der Kinder abwarten und diese in Aktion umsetzen. Alles, was die Kinder vorschlagen, wird an Ort und Stelle ausgeführt. Am Ende wird ihnen vorgeschlagen, aus den eigenen Namen ein gemeinsames Haus zu bauen.

Lasst uns jetzt ein gemeinsames Haus bauen, damit es allen Namen gut gehen kann. (Pause) *Welche Namen sollen wir als Erstes nehmen?* (Pause) *Und jetzt schließen sich auch die anderen Namen an. Jeder soll seinen Namen so hinstellen, dass es ihm und den anderen Namen gut geht.*

8. Fühlt euren Namen jetzt erneut

Jeder nimmt aus dem gemeinsamen Haus seinen Namen und hält ihn wieder in den Händen. Es folgt die Aufforderung:

Fühlt euren Namen noch einmal. Erinnert euch daran, wie er am Anfang war. Wie ist er jetzt? Hat er sich verändert?

Die Kinder zeigen und erzählen der Reihe nach, wie sie jetzt ihren Namen fühlen.

9. Legt euren Namen auf einen sicheren Platz

Schaut euch um und findet einen sicheren Platz für euren Namen. Legt ihn auf diesen Platz. Dort, wo er sich wohl fühlen wird.

Variante A

10a. Schreibt den Namen in die Luft, den ihr gern habt

Erinnert euch an einen Namen, den ihr gern habt. (Pause) *Schreibt diesen Namen in die Luft. Fühlt ihn.* (Pause) *Zeigt und erzählt uns, wie der Name ist, den ihn gern habt.*

11a. Macht mit dem Namen, was ihr möchtet

Haltet den Namen in euren Händen und macht mit ihm, was ihr gerne möchtet. Zeigt und erzählt uns, was ihr gemacht habt.

12a. Zeigt dem Namen, dass ihr ihn lieb habt

Zeigt dem Namen, dass ihr ihn lieb habt. So, dass der Name das spüren kann.

13a. Holt euren Namen

Haltet den Namen, den ihr lieb habt und geht mit ihm zu eurem Namen, den ihr an den sicheren Platz gelegt hattet. Nun nehmt euren Namen und bringt beide hierher, in den Kreis zurück.

14a. Streichelt euren Namen

Streichelt jetzt euren Namen. Zeigt ihm, dass ihr ihn gern habt, wie ihr es bereits mit dem Namen gemacht habt, den ihr lieb habt.

Wird der Reihe nach ausgeführt.

Abschluss (Variante A)

15a. Haltet beide Namen in euren Händen

Haltet beide Namen in euren Händen zusammen, so dass sie ganz nah beieinander sind. (Pause) *Fühlt die Namen. Wie sind sie? Zeigt und erzählt uns, wie ihr jetzt euren Namen fühlt?*

Wird der Reihe nach ausgeführt.

16a. Lasst sie los, damit sie gemeinsam frei wegfliegen können

Lasst sie los, damit sie gemeinsam frei wegfliegen können. Wünscht ihnen, dass sie sich niemals trennen. Dass sie für immer zusammen bleiben.

17a. Abschlusskreis

Es folgt die Aussprache des eigenen Namens und des Namens, den die Kinder lieb haben, auf „italienische Art und Weise".[2]

---

2 Die folgende Art des Spielens mit dem eigenen Namen haben wir von Kindern aus Italien gelernt. Die Gruppe klatscht zunächst im Rhythmus zwei Mal, danach wird zuerst mit dem rechten und dann mit dem linken Daumen über der Schulter gezeigt. Der erste Name wird nach dem Klatschen und zu

Variante B

10b. Schreibt den Namen in die Luft, den ihr nicht gern habt

Erinnert euch an einen Namen, den ihr nicht gern habt. Behaltet ihn für euch. Schreibt ihn in die Luft.

Wird der Reihe nach ausgeführt.
Der Name soll nicht ausgesprochen werden. Dies ist eine wichtige Voraussetzung, um die individuelle und symbolische Handlungsebene zu erhalten.

11b. Fühlt den Namen, den ihr nicht gern habt

Haltet den Namen, den ihr nicht gern habt, in den Händen und fühlt ihn. (Pause) Sagt, wie er ist (schwer, leicht, warm, kalt, ruhig, unruhig). Zeigt und erzählt es.

Die Kinder teilen ihre Empfindungen der Reihe nach mit.

12b. Werft die Namen in die Kreismitte

Werft alle zusammen die Namen in die Kreismitte.

Anschließend folgt die Aufforderung, die Namen der Reihe nach wieder zu holen.

13b. Macht mit dem Namen, den ihr nicht gern habt, was ihr möchtet

Haltet die Namen und macht mit ihnen, was ihr möchtet.

Die Kinder führen gleichzeitig die Handlung aus, danach zeigen und erzählen sie einzeln, was sie gemacht haben.

14b. Wie könnt ihr den euch unliebsamen Namen verbessern?

Überlegt einmal, wie wir den Namen verbessern können, den ihr nicht mögt.

Genügend Zeit lassen, weil Reaktionen wie „ich weiß nicht" oder „das geht nicht" vorkommen können. Die Kinder sollen ermuntert werden, nach konstruktiven Lösungen zu suchen. Der/die Leiter/in schätzt ab, wann er/sie die Aufforderung fortsetzt:

Erzählt und zeigt uns nun, wie ein Name verbessert werden kann, den wir nicht mögen.

Dies kann der Reihe nach oder in freiem Austausch erfolgen.

15b. Fühlt den Namen erneut, den ihr nicht gern habt

Nehmt nun den verbesserten Namen, haltet ihn in den Händen und fühlt ihn. (Pause) Wie fühlt er sich jetzt für euch an?

Wird der Reihe nach ausgeführt.

---

den Daumenbewegungen zwei Mal ausgesprochen, z. B. (Klatschen, Klatschen) „Dana, Dana" (Klatschen, Klatschen), „Dana, Marko" (Klatschen, Klatschen) „Marko, Marko" - danach geht es weiter mit dem Namen des nächsten Kindes aus der Gruppe, ohne Pause: (Klatschen, Klatschen), ...

16b. Holt euren Namen

Haltet den Namen, den ihr nicht gern habt, in den Händen und holt euren eigenen Namen, den ihr vorhin an einen sicheren Platz gebracht habt. Kommt dann in den Kreis zurück.

Abschluss (Variante B)

17b. Haltet beide Namen zusammen

Haltet beide Namen in euren Händen zusammen und erzählt uns der Reihe nach, wie sie sich für euch anfühlen.

18.b Lasst sie los, damit sie gemeinsam frei wegfliegen können

Lasst sie jetzt los, damit sie gemeinsam frei wegfliegen können. (Pause) *Grüßt sie. Lasst sie frei und gemeinsam fliegen.*

19b. Abschlusskreis

Findet gleiche Laute in eurem Namen und dem Namen, den ihr nicht gern habt. Verbindet sie und sprecht sie gemeinsam aus.

Die Abschlusssequenz wird so ausgeführt, dass ein Kind beginnt, dann das nächste Kind mit seinem Laut einsteigt und alle ihren Laut so lange sagen, bis das letzte Kind integriert ist.

Einführung

1. Sprich deinen Namen mit verschiedenen Variationen aus
2. Schreibt euren Namen in die Luft
3. Nehmt alle Namen und legt sie in die Kreismitte

Zentralteil

4. Haltet euren Namen
5. Fühlt euren Namen
6. Macht mit eurem Namen, was ihr möchtet
7. Lasst uns von unseren Namen ein Haus bauen
8. Fühlt euren Namen jetzt erneut
9. Legt euren Namen auf einen sicheren Platz
10. Schreibt den Namen in die Luft, den ihr gern habt
11. Macht mit dem Namen, was ihr möchtet
12. Zeigt ihm, dass ihr ihn lieb habt
13. Holt euren Namen
14. Streichelt euren Namen
15. Haltet beide Namen in euren Händen

Abschluss

16. Lasst sie los, damit sie gemeinsam frei wegfliegen können
17. Abschlusskreis

Einführung

1. Sprich deinen Namen mit verschiedenen Variationen aus

Sprich deinen Namen so aus, wie du möchtest.
Sprich deinen Namen so laut wie möglich aus.
Sprich deinen Namen so leise wie möglich aus.

Die Namen werden zunächst einzeln und danach gemeinsam ausgesprochen.

2. Schreibt euren Namen in die Luft

Das Schreiben des Namens wird simultan ausgeführt, alle Kinder schreiben ihren Namen gleichzeitig.

Schreibt euren Namen in die Luft.

Wenn die Sequenz mit dem „einfachen" Schreiben beendet ist, erhalten die Kinder die Aufforderung, die Namen erst schnell und dann langsam zu schreiben.
Dann schreiben die Kinder ihre Namen mit großen und anschließend mit kleinen Buchstaben.

3. Nehmt alle Namen und legt sie in die Kreismitte

Die Kinder erhalten erneut die Aufforderung, ihren Namen in die Luft zu schreiben und ihn anschließend in die Hände zu nehmen. Der/die Leiter/in wendet sich nun an das erste Kind im Kreis:

Rufe ein beliebiges Kind auf. Geht gemeinsam und holt die Namen von allen Kindern ab. Tragt sie ganz vorsichtig in die Mitte des Kreises und legt sie dort hin. Passt auf, dass ihr keinen der Namen verletzt.

Zentralteil

4. Haltet euren Namen

Die Kinder nehmen der Reihe nach ihre Namen aus der Kreismitte.

Geht jetzt einzeln in die Kreismitte und holt euch euren Namen wieder. Ganz vorsichtig. Achtet darauf, dass ihr die anderen Namen nicht verletzt.

5. Fühlt euren Namen

Haltet euren Namen. (Pause) *Fühlt ihn.* (Pause) *Wie ist euer Name: schwer oder leicht, ruhig oder unruhig, kalt oder warm?* (Pause) *Zeigt und sagt uns, wie euer Name ist.*

Die Sequenz wird der Reihe nach ausgeführt.

6. Macht mit eurem Namen, was ihr möchtet

Jetzt könnt ihr mit eurem Namen machen, was ihr gerne möchtet.

Die Kinder zeigen und erzählen der Reihe nach, was sie mit ihrem Namen gemacht haben.

Das ist wieder der sensibelste Teil des Workshops, weil unterschiedliche Formen der Zerstörung des eigenen Namens vorkommen können. Es ist sehr wichtig, dass der/die Leiter/in akzeptierend reagiert, und zwar auch mit seinem/ihrem Verhalten und nicht nur mit Worten.
Wenn das Kind seinen Namen wegwirft, mit Füßen tritt, zerreißt, nimmt der/die Leiter/in den Namen in die Hände, wärmt ihn, streichelt ihn, klebt ihn zusammen und lädt dabei die anderen Kinder ein, sich mit ihren Vorschlägen und Handlungen anzuschließen.

7. Lasst uns aus unseren Namen ein Haus bauen

Überlegt, was ihr mit den Namen gemeinsam machen könntet, so dass es allen Namen gut geht.

Die Vorschläge der Kinder abwarten und diese in Aktion umsetzen. Alles, was die Kinder vorschlagen, wird an Ort und Stelle ausgeführt. Am Ende wird ihnen vorgeschlagen, aus den eigenen Namen ein gemeinsames Haus zu bauen.

Lasst uns jetzt ein gemeinsames Haus bauen, damit es allen Namen gut gehen kann. (Pause) Welche Namen sollen wir als Erstes nehmen? (Pause) Und jetzt schließen sich auch die anderen Namen an. Jeder soll seinen Namen so hinstellen, dass es ihm und den anderen Namen gut geht.

8. Fühlt euren Namen jetzt erneut

Jeder nimmt aus dem gemeinsamen Haus seinen Namen und hält ihn wieder in den Händen. Es folgt die Aufforderung:

Fühlt euren Namen noch einmal. Erinnert euch daran, wie er am Anfang war. Wie ist er jetzt? Hat er sich verändert?

Die Kinder zeigen und erzählen der Reihe nach, wie sie jetzt ihren Namen fühlen.

9. Legt euren Namen auf einen sicheren Platz

Schaut euch um und findet einen sicheren Platz für euren Namen. Legt ihn auf diesen Platz. Dort, wo er sich wohl fühlen wird.

10. Schreibt den Namen in die Luft, den ihr gern habt

Erinnert euch an einen Namen, den ihr gern habt. (Pause) Schreibt diesen Namen in die Luft. Fühlt ihn. (Pause) Zeigt und erzählt uns, wie der Name ist, den ihn gern habt.

11. Macht mit dem Namen, was ihr möchtet

Haltet den Namen in euren Händen und macht mit ihm, was ihr gerne möchtet. Zeigt und erzählt uns, was ihr gemacht habt.

12. Zeigt dem Namen, dass ihr ihn lieb habt

Zeigt dem Namen, dass ihr ihn lieb habt. So, dass der Name das spüren kann.

13. Holt euren Namen

Haltet den Namen, den ihr lieb habt und geht mit ihm zu eurem Namen, den ihr an den sicheren Platz gelegt hattet. Nun nehmt euren Namen und bringt beide hierher, in den Kreis zurück.

14. Streichelt euren Namen

Streichelt jetzt euren Namen. Zeigt ihm, dass ihr ihn gern habt, wie ihr es bereits mit dem Namen gemacht habt, den ihr lieb habt.

Wird der Reihe nach ausgeführt.

15. Haltet beide Namen in euren Händen

Haltet beide Namen in euren Händen zusammen, so dass sie ganz nah beieinander sind. (Pause) Fühlt die Namen. Wie sind sie? Zeigt und erzählt uns, wie ihr jetzt euren Namen fühlt?

Wird der Reihe nach ausgeführt.

Abschluss

16. Lasst sie los, damit sie gemeinsam frei wegfliegen können

Lasst sie los, damit sie gemeinsam frei wegfliegen können. Wünscht ihnen, dass sie sich niemals trennen. Dass sie für immer zusammen bleiben.

17. Abschlusskreis

Es folgt die Aussprache des eigenen Namens und des Namens, den die Kinder lieb haben, auf „italienische Art und Weise".[3]

---

3 Siehe Anmerkung auf S. 50.

Kinder-Workshop Nr. 8
Meine Handflächen

Einführung
1a. Erinnert euch an den Namen eures persönlichen Zeichens
1b. Sagt ein Wort, das euren Namen verschönert
2. Stellt euch vor, ihr würdet euch nicht kennen
3. Was können eure Hände?

Zentralteil
4. Wir bewegen unsere Hände und Finger
5. Bewegt eure Hände, wie ihr möchtet
6. Beschreibt eure Handflächen
7. Umrandet eure Hände
8. Zeigt eure Zeichnungen
9. Macht eine gemeinsame Geschichte

Abschluss
10. Wir präsentieren die Geschichten
11. Wir verbinden unsere Handflächen
12. Abschlusskreis

Material: DIN A4-Papier, jeweils in der Mitte geknickt, sowie Filzstifte, Wachsstifte und Wasserfarben, Packpapier

---

Einführung

Für den Anfang gibt es zwei Varianten. Wenn vor diesem Workshop noch nicht der Workshop „Das persönliche Zeichen" gemacht wurde, kann mit der *Variante 1b* begonnen werden.

1a. Erinnert euch an den Namen eures persönlichen Zeichens

Erinnert ihr euch an das persönliche Zeichen, dass wir neulich gemacht haben? Welchen Namen hattet ihr eurem Zeichen gegeben? (Pause) *Sagt uns der Reihe nach, wie ihr euer persönliches Zeichen benannt habt.*

1b. Sagt ein Wort, das euren Namen verschönert

Findet Worte, die euren Namen verschönern können. (Pause) *Bitte sagt ganz leise euren Namen und nennt laut die Worte, die ihn verschönern.*

Wird der Reihe nach ausgeführt.

2. Stellt euch vor, ihr würdet euch nicht kennen

Stellt euch vor, ihr würdet euch nicht kennen, ihr würdet euch unter unbekannten Menschen befinden. Geht jetzt los und schaut euch um. Geht, wie ihr sonst auch gehen würdet. Schaut euch um, ihr kennt niemanden. (Pause) Geht weiter. (Pause) Stopp. Wie fühlt ihr euch unter unbekannten Menschen? (Antworten abwarten) Gut. Und jetzt lernt euch kennen. Stellt euch vor, nennt euren Namen, den Namen eures persönlichen Zeichens (bzw. die Worte, die euren Namen verschönert haben). Geht also weiter und lernt euch kennen.

Wenn der/die Leiter/in abschätzt, dass das Kennenlernen beendet ist, hält er/sie die Aktivitäten an und ruft die Kinder wieder in den Kreis.

3. Was können eure Hände?

Überlegt einmal, was eure Hände alles können.

Der/die Leiter/in beobachtet die Ideen der einzelnen Kinder und ermöglicht ihnen, diese zu realisieren, z.B.: die Hände begrüßen sich gegenseitig, schreiben oder malen in die Luft usw.
Alle Kinder können an der Realisierung jedes Vorschlages mitmachen.

Schicke deinen Gruß auf die Reise, so dass er uns alle erreicht, grüße deinen Nachbarn und er wird deinen Gruß weitergeben.
Schreibe in die Luft schöne Worte und schicke sie anderen Kindern.

Danach soll es sagen, welche Worte es waren.

Male in die Luft, was du möchtest. Sage uns, was du gemalt hast.
Umarme deine Nachbarn.

Wenn Ideen kommen, dass jemand mit den Händen schlagen kann, soll der Schlag ausgeführt und von der Gruppe reflektiert werden.

Zentralteil

4. Wir bewegen unsere Hände und Finger

Lasst uns alle gemeinsam Bewegungen mit den Händen machen. Ich werde beginnen und mein Nachbar schließt sich an und so der Reihe nach bis die Bewegung wieder bei mir angekommen ist. Ich werde die Bewegungen ändern. Jeder soll auf das Kind vor ihm achten und das machen, was dieses Kind gemacht hat.

Die Reihenfolge der Bewegungen wird vom Leiter initiiert und die Kinder einzeln einbezogen. Jede Bewegung wird so lange ausgeführt, bis der/die Leiter/in sie ändert: Klatschen, Reiben der Handflächen, mit den Fingern schnipsen, die Spitzen anderer Finger mit dem Daumen berühren, ohne die Handflächen zu berühren. Wenn die Bewegungen nach dieser Reihenfolge ausgeführt sind, werden sie in umgekehrter Reihenfolge wiederholt, so dass das Klatschen als letzte Bewegung erfolgt.

5. Bewegt eure Hände, wie ihr möchtet

Bewegt eure Hände frei, so wie ihr möchtet. Versucht so viele unterschiedliche Bewegungen mit eurer Hand zu machen wie es geht. (Pause) *Das macht ihr super. Jetzt anhalten. Friert eure Bewegung ein, damit wir uns das anschauen können. Schaut einander an. Bravo.* (Pause) *Langsam wieder warm werden. Langsam. Sehr gut. Schaut auf eure Hände. Schaut auf eure Finger, eure Handflächen. Dreht die Handflächen zu euch und schaut sie euch gut an, betrachtet eure Handflächen aufmerksam. Lernt sie kennen.*

6. Beschreibt eure Handflächen

Wie schauen die Handflächen aus? Sagt, was ihr alles auf euren Handflächen seht.

Die Kinder erzählen der Reihe nach über ihre Handflächen. Hier ist eine sehr große Vielfalt zu erwarten. Die Kinder sollen nicht gedrängt, ihre Erzählungen jedoch unterstützt werden.

7. Umrandet eure Hände

Für diese Übung sollten DIN A4-Bögen, je in der Mitte geknickt, sowie Filzstifte, Wachsstifte und Wasserfarben vorbereitet sein.

Umrandet jetzt bitte eure Hand und malt dann da hinein, was ihr eben über eure Hand erzählt habt.

Genügend Zeit lassen. Beobachten was sie malen und ihre Arbeit aufmerksam verfolgen.

8. Zeigt eure Zeichnungen

Zeigt und erzählt uns, was sich alles auf euren Bildern befindet.

9. Macht eine gemeinsame Geschichte

Sucht ein Kind, dessen Handfläche so ähnlich ist wie eure. Sucht euch dann zusammen einen Platz und macht aus euren Bildern eine gemeinsame Geschichte.

Die Handflächen werden auf dem Packpapier verteilt, werden jedoch nicht mit Klebstoff fixiert sondern mit Klebstreifen, um sie später wieder abnehmen zu können.

Abschluss

10. Wir präsentieren die Geschichten

Erzählt uns nun, welche Geschichte ihr euch ausgedacht habt.

11. Wir verbinden unsere Handflächen

Jeder kann die Bilder seiner Handflächen für sich behalten und mitnehmen.

Jetzt wollen wir alle Handflächen miteinander verbinden und nehmen dazu dieses große Papier. Sucht euch eine Farbe aus und legt eure ganze Handfläche hinein. Macht dann einen Abdruck von eurer Handfläche irgendwo auf dem Papierbogen.

Der Abdruck kann in kleinen Gruppen ausgeführt werden, der Reihe nach oder simultan, je nach dem wie der/die Leiter/in das einschätzt.
Das Packpapier sollte groß genug sein, damit dort alle Handabdrücke Platz haben.

12. Abschlusskreis

Es folgt die Wiederholung der Sequenz Nr. 4 „Wir bewegen unsere Hände und Finger."

Kommt jetzt bitte alle in den Kreis zurück, wir wollen noch einmal das Spiel mit den Handbewegungen machen.

Danach können die Kinder die Hände noch einmal so bewegen, wie sie möchten. Dazu kann eine beruhigende Musik gespielt und so der Workshop beendet werden. Alternativ kann der Workshop mit einem Lied, z.B. dem in vielen Übersetzungen bekannten „Shalom - wir wollen Frieden für alle", beendet werden (siehe Anhang).

Kinder-Workshop Nr. 9
Der persönliche Abdruck

Einführung
1. Lasst uns eine Kette bilden
2. Lasst uns die Kette vergrößern, aber nicht unterbrechen
3. Stellt euch vor, jeder von euch ist ein Teil der Kette

Zentralteil
4. Schaut euch eure Finger an
5. Beschreibt eure Finger
6. Wir machen Abdrücke von den Fingern
7. Beobachtet und vergleicht eure Abdrücke
8. Sucht euch eure Farbe und eure Form

Abschluss
9. Wir erstellen ein Mosaik aus Abdrücken
10. Abschlusskreis

Material: DIN A4-Papier und Stempelkissen, Vergrößerungsgläser (je eines für zwei Kinder), halbierte und geviertelte DIN A4-Bögen, Fingerfarben, Filzstifte, Buntstifte und Scheren

---

Einführung

1. Lasst uns eine Kette bilden

Lasst uns eine Kette bilden. Ich werde beginnen und aus meinen Daumen und Zeigefinger einen Ring machen. Mein Nachbar wird seinen Daumen und Zeigefinger da rein stecken. So werden wir uns verbinden wie Kettenglieder, bis wir alle als Kette im Kreis verbunden sind.

2. Lasst uns die Kette vergrößern, aber nicht unterbrechen

Wir sind jetzt alle verbunden. Wir sind eine Einheit. Lasst uns sehen, wie fest unsere Kette ist. Dazu vergrößern wir die Kette, indem wir den Kreis größer machen, ohne jedoch die Kette zu unterbrechen. Breitet den Kreis aus, aber haltet eure Finger fest zusammen. Lasst unsere Kette nicht zerreißen. Wenn ihr merkt, dass sie reißen könnte, bleibt stehen. (Pause) *Ausgezeichnet.*

Wenn der Kreis stehen bleibt, werden die Kinder gefragt:

Was denkt ihr, ist unsere Kette stark? Könnte sie jemand leicht unterbrechen?

Warten und die freien Antworten der Kinder anhören.

3. Stellt euch vor, jeder von euch ist ein Teil der Kette

Stellt euch vor, jeder von euch ist ein Teil der Kette, die jemand unterbrechen möchte. Sagt euren Namen so, dass er merkt, wie stark unsere Kette ist.

Nach dem Aussprechen des Namens der Reihe nach, die Frage stellen:

Was denkt ihr, würde dieser jemand uns hören können, würde er immer noch die Kette unterbrechen wollen? (Pause) *Nachdem wir gezeigt haben, wie stark unsere Kette ist, könnt ihr loslassen und wir werden nochmals die Namen aussprechen, diesmal jedoch gemeinsam, damit man hört, wie stark wir zusammen sind.*

Zentralteil

4. Schaut euch eure Finger an

Lasst die Arme neben dem Körper hängen, locker, bewegt die Finger frei, damit sie sich entspannen und sich wohl fühlen.

Zeit zum Entspannen lassen.

Jetzt hebt die Handflächen, so dass ihr eure Finger sehen könnt. Schaut euch gut die Fingerspitzen an. Wie sehen sie aus? Was fällt euch auf?

6. Beschreibt eure Finger

Sagt, was ihr alles auf den Fingern seht.

Als Nächstes die Frage stellen:

Was können wir machen, damit unsere Fingerspitzen besser zu sehen sind?

Die Ideen der Kinder abwarten.

6. Wir machen Abdrücke von den Fingern

Ich habe euch etwas mitgebracht, damit ihr eure Finger besser sehen könnt.

Die Kinder erhalten ein Viertel eines DIN A4-Bogens und Stempelkissen und machen einen Abdruck des Zeigefingers. Für den weiteren Verlauf des Workshops ist sehr wichtig, dass sie zunächst den Abdruck vom Zeigefinger machen. Wenn sie auch andere Abdrücke machen wollen, sollten sie die jeweiligen Finger auch benennen können. Dann werden sie aufgefordert:

Schaut euch eure Abdrücke an und die eurer Nachbarn. Was meint ihr, sind sie gleich?

Die meisten Kinder bejahen diese Frage, es gibt aber auch Kinder, die wissen, dass mit Hilfe der Abdrücke Diebe gefasst werden. Diese Aussagen werden dann im nächsten Schritt überprüft.

7. Beobachtet und vergleicht eure Abdrücke

Es werden Vergrößerungsgläser benötigt, am besten je eins für zwei Kinder.

Jetzt werdet ihr eure Abdrücke noch besser sehen können. Schaut sie euch unter dem Vergrößerungsglas an, ein Glas das alles größer erscheinen lässt. Vergleicht eure Abdrücke zu zweit, legt sie unter die Lupe, so dass ihr sie nebeneinander beobachten könnt. Schaut sie euch aufmerksam an. Sind sie gleich oder unterscheiden sie sich?

Das erfordert viel Zeit. Der/die Leiter/in muss den richtigen Augenblick abwarten und dann die Kinder bitten, die Unterschiede paarweise zu kommentieren. Zuvor sollten die Lupen eingesammelt werden, da sie für Kinder aller Altersstufen sehr anziehend sind und ablenken könnten.
Wenn die Kinder mit den Vergleichen über die Abdrücke fertig sind, erläutert der/die Leiter/in noch einmal das Wesentliche:

Die Fingerabdrücke sehen nur auf den ersten Blick gleich aus. Wenn wir genauer und aufmerksam hinschauen, sind sie alle verschieden. (Pause) Schaut euch euren Abdruck an und merkt euch, dass niemand, absolut niemand auf der Welt den selben Abdruck hat wie ihr. Niemand auf der Welt, kein einziger Mann, keine einzige Frau, kein einziges Kind. Euer Abdruck gehört nur euch. (Pause) Wenn ihr wollt, könnt ihr ihn aufbewahren.

8. Sucht euch eure Farbe und eure Form

Halbierte DIN A4-Bögen, Fingerfarben, Filzstifte, Buntstifte und Scheren bereit legen.

Weil euer Abdruck nur euch gehört, versucht eine Farbe dafür zu finden, die euch gefällt. Ihr könnt ausprobieren, Farben mischen, bis ihr eure Farbe für euren Abdruck gefunden habt. Eine Farbe, bei der ihr spürt, dass sie euch gehört. Ihr könnt es hier auf diesem Papier ausprobieren.

Es sollten ausreichend Malstifte vorbereitet sein und genügend Zeit für das Finden der eigenen Farbe gelassen werden. Diese Übung eignet sich besonders gut dafür, individuelle Unterschiede bewusst zu machen und das Unterschiedliche, das Individuelle, das Persönliche zu unterstützen und zu stärken.
Wenn die Kinder ihre Farben gefunden haben, geht es weiter.

Habt ihr eure Farbe gefunden und einen Abdruck von eurem Zeigefinger mit dieser Farbe gemacht? Nun versucht einmal eine Form zu finden, die euch gefällt und malt sie als Rahmen um euren Abdruck. (Pause) Schneidet ihn dann zusammen mit dem Rahmen aus. (Pause) Nun habt ihr eurem Abdruck eure Farbe und eure Form gegeben.

9. Wir erstellen ein Mosaik aus Abdrücken

Stellt euch vor, wir würden jetzt ein Mosaik erstellen. (Pause) *Jeder soll seinen Abdruck auf dieses Papier legen.*

Die Kinder legen der Reihe nach oder simultan, je nach der Stimmung in der Gruppe und ihrer Größe, ihren ausgeschnittenen Abdruck hin.

Schaut euch jetzt unser Mosaik an. (Pause) *Gefällt es euch? Möchte jemand etwas verändern, eine andere Anordnung machen?* (Interventionen der Kinder abwarten) *Ausgezeichnet! Schaut euch jetzt euren Abdruck und auch die anderen Abdrücke im Mosaik an. Jeder ist etwas Besonderes. Jeder ist auf seine Weise schön, weil er seine eigenen Linien, seine eigene Farbe und seine eigene Form hat.*

Dieser Kommentar ist wichtig und sollte deshalb langsam und klar gesprochen werden. Den Kindern wird eine wichtige persönliche Botschaft überbracht, die die Eigenart und Selbständigkeit und zugleich die Gemeinsamkeit, in der die Eigenart erhalten bleibt, unterstützt.

10. Abschlusskreis

Lasst uns wieder mit unseren Fingern zu einer Kette verbinden. Sie soll ganz fest sein. (Bildung der Kette abwarten) *Stellt euch vor, sie ist so stark, dass sie unzerstörbar ist. Lasst uns das sehen und hören. Breitet sie aus und sagt alle gemeinsam euren Namen so laut ihr könnt!*

Kinder-Workshop Nr. 10
Meine Träume

Einführung
1. Sag deinen Namen und gib deinem Nachbarn die Hand
2. Wen siehst du als Erstes, wenn du jetzt die Augen aufmachst?
3. Was siehst du als Erstes, wenn du morgens die Augen aufmachst?
4. Lege den Kopf auf die Schulter deines Nachbarn

Zentralteil
5. Erinnert euch an eure Träume
6. Erzählt von einem Traum
7. Malt euren Traum
8. Zeigt uns eure Bilder
9. Vergrößert die wichtigen Teile eures Traumes

Abschluss
10. Stellt euch vor, ihr erwacht
11. Drückt durch die Bewegung aus, wie ihr euch fühlt
12. Stellt euch vor, ihr geht schlafen
13. Abschlusskreis

Material: Papier und Farbe, Vergrößerungsglas

Einführung

1. Sag deinen Namen und gib deinem Nachbarn die Hand

Die Kinder werden auf folgende Weise in zwei Gruppen unterteilt:

Sag deinen Namen und fass danach den an die Hand, der neben dir sitzt.

Die Kinder sagen den Namen und schließen sich zur Kette zusammen bis die Mitte des Kreises erreicht ist. Dann gibt der/die Leiter/in ein Stopp-Zeichen. Nun sagt das letzte Kind im Kreis seinen Namen und gibt dem Vorletzten seine Hand. Diese Reihe wird fortgesetzt, bis auch hier die Mitte des Kreises erreicht ist. Auf die Weise entstehen zwei Gruppen.

2. Wen siehst du zuerst, wenn du die Augen aufmachst?

Nun setzen sich die beiden Gruppen in Halbkreisen gegenüber. Beide Gruppen erhalten dieselbe Aufforderung.

Setzt euch bequem auf den Stuhl und schaut euch gut an, wer gegenüber sitzt. Schaut auch, was sich hinter ihnen und neben ihnen befindet. (Pause) Jetzt schließt die Augen. Haltet die Augen zu und sitzt entspannt. (Pause) Genau so. Jetzt macht die Augen auf. Was habt ihr zuerst gesehen? Wen habt ihr zuerst gesehen?

Diese Sequenz wird je nach Situation, mindestens jedoch zweimal, wiederholt.
Es ist darauf zu achten, ob z.B. Personen oder Gegenstände im Vordergrund stehen, ob sich ihre Blicke getroffen haben, ob das Gesehene in jeder Sequenz identisch ist oder sich ändert usw. Dies ist deshalb wichtig, weil es eine Einführung in die Analyse der Eigenerfahrung darstellt.

3. Was siehst du als Erstes, wenn du morgens die Augen aufmachst?

Als ihr heute Morgen die Augen geöffnet habt, was habt ihr zuerst gesehen? Ist es jeden morgen so? (Pause) Ist es mal vorgekommen, dass euch etwas überrascht hat, dass ihr etwas gesehen habt, was ihr nicht erwartet habt?

Die Kinder sprechen der Reihe nach. Diese Frage kann quälende und wichtige Erinnerungen hervorrufen. Wenn jemand nicht sprechen möchte oder nicht sprechen kann, wird das respektiert und evtl. angeboten, es später zu sagen, wenn er oder sie es möchte. Am Ende gibt der/die Leiter/in den Kindern, die nicht geantwortet haben, noch einmal die Möglichkeit, etwas zu sagen. Aber auch jetzt wird nicht auf eine Antwort gedrängt.

4. Leg den Kopf auf die Schulter deines Nachbarn

Die Handlung findet der Reihe nach statt, nachdem die Kinder zunächst einen ganz engen Kreis gebildet haben.

Schaue erst, wer sich neben dir befindet. (Pause) Schließe die Augen; lege bequem deinen Kopf auf seine Schulter. Damit das für alle bequem wird, macht das vorsichtig und nacheinander. (Pause) Lasst die Augen zu, entspannt euch. Bleibt so; lasst die Augen geschlossen. (Pause) Jetzt macht die Augen auf. Wie fühlt ihr euch?

Auf Reaktionen warten. Je nach Reaktionen und Stimmung einschätzen, ob eine Beantwortung der Reihe nach notwendig ist oder ob es bei spontanen Meldungen bleiben kann. Der/die Leiter/in verfolgt aufmerksam das Verhalten der Kinder. Wenn ein Kind sehr angespannt ist, wiederholt er/sie langsam und beruhigend:

Entspannt euch, bleibt ganz ruhig.

Zentralteil

5. Erinnert euch an eure Träume

Wenn der Kopf so auf der Schulter eures Nachbarn ruht, kann uns das ans Schlafen erinnern. Wenn wir schlafen, dann träumen wir oft auch etwas. Erinnert euch einmal an eure Träume. (Pause) Was träumt ihr gewöhnlich? (Pause) Was habt ihr heute Nacht geträumt? Überlegt einmal.

6. Erzählt von einem Traum

Ist euch ein Traum eingefallen. Erzählt von einem Traum, an den ihr euch erinnert.
(Pause) *Wer möchte beginnen?*

Warten und das Recht der Kinder akzeptieren, nicht zu erzählen, wenn es nicht möchte. Die Interaktionen können spontan laufen jedoch darauf achten, dass Kinder nicht parallel erzählen. Den Dialog erhalten. Anschließend fasst der/die Leiter/in zusammen:

In euren Träumen gibt es Ähnlichkeiten und auch Unterschiede. Jeder hat schreckliche Träume, jeder hat glückliche Träume und jeder hat alltägliche Träume.
Jeder hat seine Träume.

Nun werden Kleingruppen je nach Inhalt und Stimmung der Träume gebildet.

7. Malt euren Traum

Die Kinder erhalten Papier und Farbe.

Die Menschen erleben alles Mögliche in ihren Träumen. Was habt ihr erlebt? Wem seid ihr begegnet, was habt ihr gemacht? Habt ihr geweint, oder habt ihr euch gefreut? War jemand vielleicht verängstigt? Seid ihr geflohen, habt ihr gespielt? Habt ihr vielleicht gegessen? Versucht euch zu erinnern, was alles in eurem Traum vorgefallen war. (Pause) *Denkt einmal darüber nach und malt dann euren Traum.*

Die Anleitung wird langsam gesprochen, die Sätze werden im gleichen Rhythmus, ohne Dramatisierung gesagt. Der Teil der Anleitung, der sich aufs Essen bezieht, scheint etwas ungewöhnlich, wurde aber deshalb eingeschoben, weil Essen in kindlichen Träumen sehr häufig vorkommt.

8. Zeigt uns eure Bilder

Zeig uns deinen Traum und erzähl uns davon, wenn du das möchtest.

Der/die Leiter/in kann die Kinder durch Fragen aus der voran gegangenen Sequenz zusätzlich anregen. Auf diese Weise hilft er/sie ihnen, ihre Träume zu analysieren und die wichtigsten Teile zu erkennen. Wenn schreckliche Träume auftreten, soll das Kind besonders unterstützt werden. Wenn es seinen Traum zeigt, kann ihm vorgeschlagen werden, den schlimmsten Teil des Traumes zu zeigen und zu kennzeichnen. In fröhlichen Geschichten soll es der glücklichste Teil sein, in „neutralen" der wichtigste.

9. Vergrößert die wichtigen Teile eures Traumes

Die Kinder können nun mit Hilfe einer Lupe die wichtigen Teile des Traumes vergrößern.

Ich habe ein Vergrößerungsglas mitgebracht. Jeder soll sich durch das Vergrößerungsglas jene Teile seines Traumes anschauen, die er ausgewählt hat.

Hierbei genügend Zeit lassen, weil diese Aktivität oft als interessant und aufregend erlebt wird und indirekt dazu beiträgt, die persönliche Kompetenz zu erleben. Nach einer Weile kann den Kindern der gegenseitige Austausch vorgeschlagen werden:

Zeigt einander eure Zeichnungen, damit auch die anderen sehen, wie sie unter dem Vergrößerungsglas aussehen.

Am Ende wird ihnen die Frage gestellt:

Wie habt ihr euch gefühlt, als ihr euren Traum verändert habt, während ihr Teile daraus vergrößert habt? Wie sieht jetzt für euch euer Traum aus? Ist er schrecklich, lustig, traurig, fröhlich?

Die Kinder stellen ihre Zeichnung der Reihe nach oder in beliebiger Reihenfolge vor.

Abschluss

10. Stellt euch vor, ihr erwacht

Setzt euch bequem hin, entspannt euch. So ist es gut. Schließt die Augen. (Pause) Jetzt stellt euch vor, es ist Morgen. Ihr wacht auf. Ihr habt euren Traum geträumt. (Pause) Zeigt, wie ihr aufwacht. Toll. Ihr seid wach und steht auf, zeigt einander was ihr zuerst macht. Toll. Jetzt geht wieder zu euren Plätzen zurück.

11. Zeigt durch Bewegung, wie ihr euch fühlt

Wie habt ihr euch beim Aufwachen gefühlt?

Hier sind die kindlichen Reaktionen abzuwarten und dann ist fortzufahren:

Zeigt durch Bewegungen, wie ihr euch gefühlt habt.

Die Sequenz wird der Reihe nach durchgeführt. Wenn die Gruppe sehr groß ist, paarweise.
Wenn alle fertig sind, sagt der/die Leiter/in:

Es scheint mir, dass der Tag für euch gut angefangen hat. Ihr seid nicht mit dem falschen Bein aufgestanden, wie das so heißt. Und wie für uns der Tag beginnt, ob wir mit dem falschen Bein aufstehen oder nicht, hängt häufig auch davon ab, wie wir uns schlafen gelegt haben.

12. Stellt euch vor, ihr geht schlafen

Vor dem Schlafen ist es wichtig, sich zu entspannen. Lasst uns dies jetzt einmal gemeinsam ausprobieren. Wir setzen uns dazu so in den Kreis, dass jeder den Rücken des Nächsten vor sich hat. Dann werden wir nacheinander beginnen, uns gegenseitig langsam zu massieren. Ich werde anfangen.

Die Massage beginnt der Reihe nach und dauert so lange, wie es die Kinder nach Einschätzung des Leiters gut finden. Sie wird nicht plötzlich, sondern stufenweise beendet. Das Ende wird dadurch angedeutet, dass die Massage verlangsamt wird. Die Hände bleiben so lange auf den Schultern des nächsten Kindes, bis der ganze

Kreis fertig ist. Dann werden die Hände von den Schultern genommen und die Kinder drehen sich mit dem Gesicht zur Mitte des Kreises, so dass alle einander wieder ansehen können.

Jetzt werden wir ein besonderes Schlaflied singen. Ich werde anfangen, und ihr könnt dann mitmachen.

Der/die Leiter/in singt leise einen der Vokale. Im passenden Augenblick sagt er/sie mit beruhigender Stimme:

Legt euren Kopf auf die Schulter eures Nachbarn, und schließt die Augen.

Die Dauer richtet sich nach der Einschätzung des Leiters/der Leiterin.

Kinder-Workshop Nr. 11

Meine Angst

Einführung
1. Kombiniere deinen Namen mit Klatschen
2. Sag deinen Namen fröhlich und wütend
3. Sag deinen Namen so, dass er Angst macht
4. Sagt euren Namen so, dass ihr euch gegenseitig Angst macht
5. Macht euch gegenseitig Angst durch Bewegung und Stimme
6. Wechselt die Plätze

Zentralteil
7. Erinnert euch, wann ihr Angst hattet
8. Zeigt, wie groß eure Angst ist
9. Zeigt, wo sich eure Angst befindet
10. Stellt euch vor, ihr seid sehr verängstigt
11. Atmet langsam ein und aus
12. Wie fühlt ihr euch?
13. Schreibt auf oder malt, wovor ihr Angst habt
14. Sagt, wovor ihr Angst habt
15. Was ist an deiner Angst am schlimmsten?
16. Zeichne dein verängstigtes Gesicht
17. Was könnt ihr machen, um die Angst zu mindern?
18. Erzählt uns eure Ideen
19. Überlegt, was ihr mit eurer Angst machen wollt
20. Zeigt, was ihr mit eurer Angst gemacht habt

Abschluss
21. Ein Spiel mit Angstmachern und Verängstigten
22. Abschlusskreis

Material: speziell gefaltetes DIN A4-Papier (siehe Nr. 13), Stifte

---

Einführung

1. Kombiniere deinen Namen mit Klatschen

Sage deinem Nachbarn deinen Namen und klatsche dabei mit den Händen.

2. Sag deinen Namen fröhlich und wütend

Sage deinem Nachbarn fröhlich deinen Namen.

Beim nächsten Mal sprechen sie ihren Namen wütend aus. Zunächst einzeln und dann gemeinsam.

3. Sag deinen Namen so, dass er Angst macht

Spreche deinen Namen so aus, dass dein Nachbar Angst bekommt.

4. Sagt euch gegenseitig euren Namen so, dass ihr euch Angst macht

Jetzt sprich den Namen deines Nachbarn aus, aber so dass er/sie Angst kriegt. Dein Nachbar reagiert genauso und sagt deinen Namen so, dass er dir Angst macht.

5. Macht euch gegenseitig Angst durch Bewegung und Stimme

Die Kinder machen sich paarweise gegenseitig Angst durch angstmachende Gesten und Stimmen:

Jage deinem Nachbar Angst ein, indem du eine Bewegung machst und deine Stimme benutzt. Dein Nachbar macht es anschließend genauso und jagt dir Angst ein.

6. Wechselt die Plätze

Jetzt wollen wir ein Spiel machen, dass wir so ähnlich neulich schon einmal gemacht haben. Es ist das Plätze-wechseln-Spiel. Wenn ich sage: „Alle wechseln die Plätze, die Angst vor Dunkelheit haben", stehen sie auf und suchen sich einen neuen Platz. Also, alle wechseln die Plätze, die Angst haben, allein zu bleiben ... alle wechseln die Plätze, die Angst vor dem Krieg haben ...

Zentralteil

7. Erinnert euch daran, wann ihr Angst hattet

Jeder von uns kriegt einmal Angst. Es ist nichts Beschämendes, verängstigt zu sein. Überlegt einmal, wann ihr Angst gehabt habt. Wenn euch eingefallen ist, wovor ihr Angst habt, was euch ängstigt, dann behaltet das für euch.

8. Zeigt, wie groß eure Angst ist

Zeigt bitte, wie groß seine Angst ist.

Das geht der Reihe nach im Kreis. Jedes Kind soll dazu ermuntert werden.

Hinweis: Wenn ein Kind seine Angst nicht nennen kann, kann es aufgefordert werden, sich an ein anderes Gefühl zu erinnern. Da es wichtig ist, dass Kinder dies nicht als Zwang empfinden, sollte immer eine Alternative vorhanden sein. Zum Beispiel: *Wenn du dich nicht an deine Angst erinnern kannst, versuche dich zu erinnern, wann du wütend oder traurig warst.* Es ist wichtig, dass das alternative Gefühl in psychologischer Hinsicht ähnlich ist.

---

9. Zeigt, wo sich eure Angst befindet

Stellt euch vor, eure Angst würde sich in euch befinden. Spürt sie. (Pause) *Wo ist sie? Zeigt sie und sagt es uns.*

Das geht der Reihe nach im Kreis.

10. Stellt euch vor, dass ihr sehr verängstigt seid

Stellt euch jetzt vor, dass ihr große Angst habt. (Pause) *Lasst uns überlegen, was wir als Erstes machen können, wenn wir sehr verängstigt sind.* (Nicht auf eine Antwort warten.) *Ich habe einen Vorschlag: Lasst uns tief ein- und ausatmen.*

11. Atmet langsam ein und aus

Der/die Leiter/in wendet sich an das erste Kind.

Zuerst werde ich langsam einatmen und danach ausatmen. Sobald ich ausgeatmet habe, sollst du langsam einatmen und danach langsam ausatmen. Dann geht es der Reihe nach weiter.

> *Hinweis:* Dies ist eine sehr gute Übung. Wenn die Gruppe jedoch größer als 20 Kinder ist, sollte das Einzel-Atmen übersprungen und gleich beim gemeinsamen Atmen weiter gemacht werden.

Zuerst werde ich langsam einatmen und danach ausatmen. Sobald ich ausgeatmet habe, werden wir alle gemeinsam langsam einatmen und danach alle gemeinsam langsam ausatmen.

12. Wie fühlt ihr euch ?

Die Kinder teilen der Reihe nach mit, wie sie sich fühlen.

13. Schreibt auf oder malt, wovor ihr Angst habt

Die Kinder erhalten ein speziell gefaltetes DIN A4-Papier. Das Papier wird zunächst längs und danach in drei Teile gefaltet, dabei werden die äußeren Teile ineinander geschoben.
Im mittleren Teil malen oder schreiben die Kinder nun über die Situation, vor der sie Angst haben.

14. Sagt, wovor ihr Angst habt

Und jetzt soll jeder sagen und zeigen, wovor er Angst hat.

Aufmerksam beobachten und unterstützen. Sich darauf einstellen, dass Kinder vor Gelächter oder groben Anmerkungen geschützt werden müssen. Der Schutz kann sehr klar und suggestiv durch den gesprochenen Satz: *Jeder hat das Recht, Angst zu haben* zum Ausdruck gebracht werden.

15. Was ist an deiner Angst am schlimmsten?

Während der verbalen Übungen soll das Kind zum Analysieren angeregt werden, jedoch ohne Drängen. Fragen können z.B. sein:

Schau dir dein Bild oder Text noch einmal an. Was ist dabei für dich am schrecklichsten? Kennzeichne das, was am schrecklichsten ist.

16. Zeichne dein verängstigtes Gesicht

Auf demselben Papier (das erste Drittel mit dem eingezeichneten Kreis) soll das eigene verängstigte Gesicht gezeichnet werden.

Verwandelt diesen Kreis in euer verängstigtes Gesicht.

Wenn die Kinder fertig sind, zeigt das erste Kind sein gemaltes Gesicht und erzählt, wovor es Angst hat. Danach bittet der/die Leiter/in die Kinder, die eine ähnliche Angst haben, auch ihre gemalten Gesichter hoch zu heben und zu zeigen. Diese Kinder bilden nun eine Gruppe. Danach zeigt das nächste Kind aus der Runde seine Zeichnung. Das Verfahren geht so lange, bis alle Kinder aus der Gruppe ihre Gesichter und Ängste vorgestellt haben und Gruppen zugeordnet sind. Kinder mit individuellen Ängsten, die nicht zu Gruppen zugeordnet sind, bilden eine eigene Gruppe.
Nach der Gruppenbildung sucht sich jede Gruppe einen Platz im Raum.

17. Was könnt ihr machen, um die Angst zu mindern

Jede Gruppe erhält die Aufgabe, sich mit ihrer Angst zu beschäftigen und Ideen zusammen zu tragen, die die Angst mindern helfen.

Sprecht miteinander über eure Ängste. Hört einander zu. Was macht ihr alles, wenn ihr Angst habt? (Pause) *Was könnt ihr alles machen, damit ihr weniger Angst habt?*

Der/die Leiter/in geht von Gruppe zu Gruppe, beobachtet, was dort passiert und gibt bei Bedarf Hilfestellung. Letzteres wird insbesondere dann nötig sein, wenn Kinder im Vorschulalter dabei sind.

18. Erzählt uns eure Ideen

Welche Ideen habt ihr gefunden, um eure Ängste kleiner werden zu lassen. Sagt uns vorher auch kurz, um welche Ängste es geht. Welche Gruppe will anfangen?

Der/die Leiter/in sollte für die Präsentation vorbereitete Alternativvorschläge haben. Es ist wichtig, die Präsentation nach den in der betreffenden Gruppe geäußerten Ängsten zu strukturieren.
Wenn es sich um symbolische Ängste handelt (Angst vor wilden Tieren, irrealen Wesen), kann den Kindern vorgeschlagen werden, die Angst in Rollenspielen darzustellen, indem sie absprechen, wer die Angstmacher (Wolf, Hexe, Geist usw.) spielt. Die anderen Kindern kämpfen mit ihm, indem sie sich nacheinander dem Spiel anschließen.
Wenn es sich um die Angst vor Dunkelheit, vor dem Verlassensein, dem Krieg, der Schule handelt, kann den Kindern je nach Alter der Vorschlag gemacht werden, das

auszusuchen, was ihnen am meisten zusagt: eine verbale Präsentation, ein Rollenspiel oder eine Kombination von beiden Möglichkeiten.

Individuelle Ängste (Situationsängste) können so verarbeitet werden, indem die Kinder zu der Zeichnung oder der Beschreibung zurückkehren und vom Leiter auf die gekennzeichnete oder unterstrichene Stelle hingewiesen werden, um dann zu überlegen, was sie dagegen tun könnten.

Wenn Kinder dabei sind, die die Situation nicht analysieren können, wartet der/die Leiter/in die erste Runde ab, in der die anderen Kinder über ihre Ängste und Umgangsmöglichkeiten damit sprechen. Bei Bedarf stellt er/sie offene Zusatzfragen, wie z.B.: *Was hat dir damals am meisten Angst gemacht?* Danach wendet er/sie sich noch einmal den Kindern zu, für die es bisher nicht möglich war, über ihre Ängste zu sprechen. Er/sie beharrt aber nicht auf Antworten, wenn sie auch jetzt nicht in der Lage sind, den schlimmsten Teil hervorzuheben.

In diesem Teil des Workshops kann herausgefunden werden, für welche Kinder eine zusätzliche individuelle Arbeit mit Psycholog/innen erforderlich ist.

19. Überlegt, was ihr mit eurer Angst machen wollt

Die Kinder bilden wieder einen Kreis. Sie öffnen das Papier und arbeiten in dem oberen freien Teil weiter, im Quadrat über der gezeichneten oder beschriebenen Angst.

Entscheidet jetzt einmal für euch, was ihr mir eurer Angst machen wollt. Ihr könnt sie noch schrecklicher machen, ihr könnt sie aber auch weniger schrecklich machen. Zeichnet dies oder schreibt es auf, je nachdem, was ihr lieber möchtet. Ihr könnt mit eurer Angst machen, was ihr wollt.

20. Zeigt, was ihr mit eurer Angst gemacht habt

Jedes Kind soll zeigen oder sagen, was es mit seiner Angst gemacht hat.

Abschluss

21. Ein Spiel mit Angstmachern und Verängstigten

Die Kinder werden in zwei Gruppen aufgeteilt und stehen in zwei Reihen mit dem Gesicht zueinander. Sie befinden sich in der Mitte des Raumes. Der Mindestabstand sollte so groß sein, dass sich die Kinder mit ausgestreckten Armen nicht berühren können.

Die Spielregeln sind folgende:
a. Durch Abzählen wird festgestellt, welche Reihe zuerst die Angstmacher und welche die Verängstigten spielt.
b. Die Angstmacher sprechen ab, wer in der Gruppe der Haupt-Angstmacher sein wird, und die anderen sollen seine angstmachenden Bewegungen und Stimmen nachahmen.
c. Die Angstmacher bewegen sich gemeinsam auf die Verängstigten zu, indem sie den Anführer nachahmen, aber sie dürfen die Verängstigten nicht berühren.

d. Die Verängstigten ziehen sich gemeinsam bis zu einer vorher festgelegten Grenze zurück. Dann werden sie zu Angstmachern, die dieselben Regeln wie die Vorgruppe einhalten muss.
e. Die Rollen werden einige Male getauscht. Dann treffen sich beide Gruppen in der Mitte des Raumes und erhalten neue Aufgaben.
f. Die Verängstigten können sich jetzt den Angstmachern widersetzen, wann immer sie es wollen. Sie müssen sich nicht mehr bis zu der abgesprochenen Grenze zurückziehen, eine Person aus der Gruppe kann jeder Zeit mit Angst machenden Bewegungen beginnen, die die anderen aus seiner Gruppe übernehmen. Der Abstand wird jedoch weiterhin eingehalten.
g. Die Rolle der Angstmacher wird abwechselnd wahrgenommen und dauert so lange, wie der/die Leiter/in das für erforderlich hält.

22. Der Abschlusskreis

Alle finden sich wieder im Kreis zusammen. Der/die Leiter/in fordert die Kinder auf, ihm/ihr zu sagen, wie groß ihre Angst am Anfang war und wie groß sie jetzt ist.

Erinnert euch, wie groß eure Angst am Anfang war. (Pause) *Zeigt, wie groß sie am Anfang war und wie groß sie jetzt ist.*

Der/die Leiter/in unterstützt die Kinder, während sie die Veränderung zum Ausdruck bringen. Er/sie wendet sich persönlich an jedes Kind im Kreis und fordert von jedem Kind, ihm seine Angst zuzuwerfen oder zu geben. Er fängt sie auf, hält sie in den Händen und sagt:

Ich habe mit euch eure Ängste geteilt und hoffe, dass ihr jetzt ein bisschen weniger Angst habt. Ich wünsche mir, dass ihr weniger Angst habt und sicherer werdet. Helft mir jetzt, einen Ort zu finden, wo ich die Ängste ablegen kann, damit sie euch nicht mehr beunruhigen. Wenn sie euch wieder beunruhigen, dann ruft mich.

> *Hinweis:* Ein solches Ende öffnet weitere Möglichkeiten, um mit den Ängsten arbeiten zu können.

Kinder-Workshop Nr. 12
Mein Gesicht im Spiegel

Einführung
1. Sagt euren Namen und euer Alter
2. Wo seid ihr geboren?
3. Zeigt, was ihr gemacht habt, als ihr noch Babys wart
4. Wer freut sich, wenn ein Baby geboren wird?
5. Wer hat sich gefreut, als ihr geboren wurdet?
6. Wie wart ihr, als ihr noch ganz klein wart?
7. Erinnert euch an euer Gesicht, als ihr noch ganz klein wart

Zentralteil
8. Stellt durch Bewegung und Farbe euer Gesicht dar
9. Wascht euch mit der selbst ausgesuchten Farbe
10. Schaut euch euer Gesicht im Spiegel an
11. Was gefällt euch an eurem Gesicht?

Abschluss
12. Verschönert euer Gesicht
13. Abschlusskreis

Material: mehrere Handspiegel

Einführung

1. Sagt euren Namen und euer Alter

Wie alt seid ihr? Sagt euren Namen und euer Alter.

Die Antworten erfolgen der Reihe nach.

2. Wo seid ihr geboren?

Wo seid ihr geboren? Sagt euren Namen und den Namen eures Geburtsortes.

3. Zeigt, was ihr gemacht habt, als ihr noch Babys wart

Erinnert euch daran, was Babys machen. (Pause) Stellt euch vor, ihr seid ein Baby, und zeigt der Reihe nach, was ihr als Baby gemacht habt.
Jetzt alle gemeinsam, zeigt was ihr als Babys gemacht habt.

4. Wer freut sich, wenn ein Baby geboren wird?

Wenn ein Baby geboren wird, können sich viele Leute freuen. Was meint ihr? Wer freut sich alles, wenn ein Baby geboren wird?

Findet der Reihe nach im Dialog zwischen Leiter/in und Kind statt. Wichtig ist, dass der/die Leiter/in darauf achtet, ob ein Kind besonders beunruhigt wirkt, weil sich das in der nächsten Sequenz noch verstärken könnte.

5. Wer hat sich gefreut, als ihr geboren wurdet?

Wer hat sich alles gefreut, als ihr geboren wurdet?

Auch bei dieser Sequenz ist es wichtig, den Schwerpunkt auf den Dialog zu legen. Sollten Antworten kommen, wie *niemand* oder *weiß nicht*, ist dem Kind eine besondere Aufmerksamkeit und Unterstützung zu widmen. Auf einer Antwort sollte nicht bestanden werden. Eine Reaktion könnte sein: *Hätte ich dich damals gekannt, hätte ich mich sicher gefreut, weil du ein sehr lieber Junge/ein liebes Mädchen bist und sicher warst du es auch als Baby.*

6. Wie wart ihr, als ihr noch ganz klein wart?

Wisst ihr, wie ihr als ganz kleine Kinder wart? (Pause) *Hat euch jemand etwas darüber erzählt?*

Nicht drängen. Wenn kein Kind darüber etwas sagen möchte, erzählt der/die Leiter/in über sich und lädt die Kinder erneut dazu ein.

7. Erinnert euch an euer Gesicht, als ihr noch ganz klein wart

Was für ein Gesicht haben Babys und ganz kleine Kinder? (Pause) *Denkt an euch selbst. Wie war euer Gesicht, als ihr noch ganz klein wart? Sagt etwas darüber.*

Ein freier Austausch im Kreis. Nicht drängen.

Zentralteil

8. Stellt durch Bewegung und Farbe euer Gesicht dar

Schließt die Augen. Berührt euer Gesicht mit den Handflächen. Lernt euer Gesicht aufmerksam und langsam kennen. Berührt alle Teile eures Gesichtes: die Wangen, die Stirn, den Mund, die Ohren. Wenn ihr euer Gesicht kennen gelernt habt, öffnet die Augen.

Genug Zeit lassen, nicht drängen.

Zeigt jetzt der Reihe nach mit einer Bewegung, wie euer Gesicht ist.

Nach Ausführung der Reihe nach werden die Kinder aufgefordert, ihrer Bewegung nun auch eine Farbe zu geben.

Gebt eurer Bewegung eine beliebige Farbe. (Pause) *Zeigt eure Bewegung und sagt, welche Farbe ihr ausgesucht habt.*

Die Kinder machen das der Reihe nach.

9. Wascht euch mit der selbst ausgesuchten Farbe

Jetzt tut so, als ob ihr euer Gesicht mit eurer Farbe wascht.

Das „Waschen" mit der Farbe machen alle gemeinsam.

10. Schaut euch euer Gesicht im Spiegel an

Die Kinder erhalten Handspiegel. Es ist empfehlenswert, dass die Spiegel ähnlich sind und ausreichend vorhanden (mindestens ein Spiegel für zwei Kinder).

Schaut euch jetzt aufmerksam euer Gesicht im Spiegel an. Wie sind eure Haare? Schaut euch die Augen, die Nase an. Alle Teile eures Gesichtes, die ihr eben berührt habt. Lächelt, damit ihr eure Zähne sehen könnt. Lasst euch Zeit.

Es ist sehr wichtig, dass die Kinder genügend Zeit für die Erforschung ihres Gesichts haben.

11. Was gefällt euch an eurem Gesicht?

Nachdem ihr so aufmerksam euer Gesicht betrachtet habt, sagt, was euch daran gefällt.

Es können Antworten wie *nichts, weiß nicht* vorkommen oder Zögern und Scham. Es ist erforderlich, mit jedem Kind im Kreis einen Dialog zu führen. Die Unterstützung des/der Leiter/in/s könnte folgender Maßen zum Ausdruck gebracht werden.

Lass mich dein Spiegel sein.

Dann geht er/sie zum Kind und schaut, bis Blickkontakt da ist, und spricht dann positiv über Teile des Gesichts. Darauf achten, dass diese Unterstützung nicht bei jedem Kind gleich ist, sondern variiert und im Einklang damit ist, wie sich das Kind ausgedrückt hat.

Abschluss

12. Verschönert euer Gesicht

Jetzt werdet ihr euer Gesicht auf eine ungewöhnliche Weise verschönern. Dazu teilen wir uns zunächst in zwei Gruppen auf.

Der/die Leiter/in trennt den Kreis in der Mitte und wendet sich an jede Gruppe getrennt:

Ihr werdet in dieser Runde ein ungewöhnlicher Spiegel sein. Die andere Gruppe werden Gesichter sein, die sich in euch spiegeln. Danach werden wir tauschen.

Die „Spiegel" werden eingeladen, in die Mitte zu kommen und einen Kreis zu bilden, so dass sie mit dem Rücken zueinander stehen und ihre Gesichter nach außen zeigen. „Die Spiegel" werden mit folgenden Worten angesprochen:

Ihr seid ein runder Spiegel, der am Eingang eines großen Gebäudes angebracht ist. Dort wird ein wichtiges Treffen stattfinden. Jeder, der dieses Gebäude betritt, schaut in den Spiegel, weil es sehr wichtig ist, dass er bei diesem wichtigen Treffen gut aussieht. So seid ihr ein sehr wichtiger Spiegel. (Pause) Wie in jedem Spiegel, so soll sich in euch auch jeder gut sehen können. Wenn sie sich in euch spiegeln, dann zeigt, wie gut sie aussehen.

Die „Gesichter" werden folgendermaßen angesprochen:

Ihr seid Gesichter von Leuten, die zu einem wichtigen Treffen gehen. Ihr habt nicht viel Zeit, euch zu verschönern. Deshalb versucht, dies so gut wie es geht an dem runden Spiegel zu machen. Geht von Spiegel zu Spiegel und verschönert euch vor jedem, bis ihr ganz um den Spiegel gegangen seid.

Wenn alle Gesichter verschönert sind, findet ein Rollenwechsel statt.

14. Abschlusskreis

Die Kinder werden in den großen Kreis eingeladen und zeigen, wie sehr ihnen ihr Gesicht gefällt.

Zeigt, wie sehr euch jetzt euer Gesicht gefällt.

Wenn die Ausführung der Reihe nach beendet ist, wird den Kindern vorgeschlagen, dass alle gemeinsam zeigen, wie sehr ihnen die Gesichter der anderen aus der Gruppe gefallen.

Jetzt zeigt, wie sehr euch die Gesichter der anderen gefallen. Das werden wir alle im selben Augenblick tun.

Danach kann der/die Leiter/in noch einmal auf den „großen, runden Spiegel" aus der vorherigen Übung hinweisen, in dem jeder sein Gesicht verschönern konnte.
Das Workshop kann damit beendet werden. Wenn der/die Leiter/in merkt, dass die Stimmung in der Gruppe günstig ist, kann sich noch folgende Übung anschließen:
„Die Gesichter" und „Die Spiegel" bilden zwei Kreise und fassen sich an die Hände. Zuerst bewegt sich der Außenkreis und dann in Gegenrichtung der innere Kreis. Während sich die Kreise bewegen, sagt der/die Leiter/in:

Schaut euch jedes Gesicht, das an euch vorbeikommt, an und grüßt es.

Kinder-Workshop Nr. 13
Mein Gesicht hinter dem Spiegel

Einführung
1. Sagt euren Namen und einen Namen, den ihr gerne habt
2. Sagt euren Namen laut und den Namen, den ihr gerne habt, leise für euch
3. Legt den Namen, den ihr gern habt, auf die Handfläche
4. Erinnert euch an einen Namen, vor dem ihr Angst habt
5. Legt den Namen, vor dem ihr Angst habt, auf die Handfläche

Zentralteil
6. Stellt euch vor, es würde jemand kommen, vor dem ihr große Angst habt
7. Schaut euch euer Gesicht hinter dem Spiegel an
8. Zeigt, was ihr hinter dem Spiegel gesehen habt
9. Wie würdet ihr euer Bild nennen?
10. Sucht auf eurem Bild das aus, was die anderen auch sehen sollen

Abschluss
11. Der Zauberspiegel
12. Abschlusskreis

Material: mehrere Spiegel, Papier und Malzeug (Malstifte, Wachskreide, Wasserfarben), halb durchsichtiges Papier, Packpapier
Wichtiger Hinweis: Dies ist ein äußerst komplexer Workshop, der eine gewisse Reife von der Gruppe und dem/der Leiter/in erfordert, um von den Kindern akzeptiert zu werden. Er kann mit allen Altersgruppen durchgeführt werden, einschließlich jüngeren Kindern wie auch älteren Jugendlichen.

Einführung

1. Sagt euren Namen und den Namen, den ihr gerne habt

Erinnert euch an einen Namen, den ihr gerne habt, und dann sprecht zunächst euren Namen aus und danach den Namen, den ihr gerne habt.

Wird der Reihe nach ausgeführt. Wenn ein Kind mehrere Namen, die es gern hat, aussprechen möchte, so ist das auch möglich.

2. Sagt euren Namen laut und den Namen, den ihr gerne habt, leise für euch

Jetzt werden wir es etwas anders machen. Sagt euren Namen laut und den Namen, den ihr gerne habt, nur für euch.

Wird der Reihe nach ausgeführt.

3. Legt den Namen, den ihr gern habt, auf die Handfläche

Legt den Namen, den ihr gern habt, zärtlich auf die Handfläche und zeigt ihm, dass ihr ihn gern habt. Streichelt ihn.

Diese Sequenz wird simultan ausgeführt, weil die einzelne Ausführung eine zu starke Bloßstellung sein könnte.

4. Erinnert euch an einen Namen, vor dem ihr Angst habt

Erinnert euch an einen Namen, vor dem ihr Angst habt, und sagt ihn nur in Gedanken für euch, aber sprecht ihn nicht laut aus. Während ihr den Namen denkt, dreht den Kopf zu eurem Nachbarn.

Nach der Ausführung der Reihe nach folgt die Frage:

Hat man in euren Gesichtern sehen können, dass sich in euch ein Name befindet, der euch Angst macht?

Die Antworten der Kinder abwarten; danach könnte eine Zusammenfassung sein:

Das, was sich in uns befindet, kann man nicht immer in unseren Gesichtern sehen.

5. Legt den Namen, vor dem ihr Angst habt, auf die Handfläche

Legt den Namen, vor dem ihr Angst habt, auf die Handfläche und macht mit ihm, was ihr möchtet.

Diese Sequenz kann der Reihe nach oder simultan ausgeführt werden, je nach der Stimmung in der Gruppe.

Zentralteil

6. Stellt euch vor, es würde jemand kommen, vor dem ihr große Angst habt

Stellt euch vor, es würde jemand kommen, vor dem ihr große Angst habt. Eure Angst ist groß, aber ihr dürft sie nicht zeigen. (Pause) Überlegt, was ihr dann macht.

Den Kindern genügend Zeit für sich selbst lassen und dann fortfahren.

Stellt euch vor, der, der euch Angst macht, steht vor der Tür und kann gleich herein kommen. Bereitet euch vor. Ihr habt Angst, aber ihr dürft sie nicht zeigen. Nun, kommt er herein. (Pause) Zeigt und erzählt, was ihr dann macht.

Die Kinder zeigen und erzählen der Reihe nach.

7. Schaut euch euer Gesicht hinter dem Spiegel an

Die Kinder erhalten einen Spiegel und der/die Leiter/in spricht sie folgendermaßen an:

Schaut euch euer Gesicht gut an. (Pause) Gibt es etwas Wichtiges, was im Spiegel nicht zu sehen ist? Schaut hinter den Spiegel. Was ist das Wichtige, das sich hinter eurem Gesicht verbirgt?

Nach einer von dem/der Leiter/in einzuschätzenden Pause sagt er/sie:

Lasst uns jetzt gemeinsam entdecken, was sich hinter dem Spiegel verbirgt. Ich werde fragen und ihr könnt antworten, wie ihr möchtet. Das können Bewegungen oder auch Worte sein. Seid ihr damit einverstanden? (Pause)

Der/die Leiter/in wählt ein erstes Kind aus, mit welchem er/sie ein Gespräch führt, weil die erste Ausführung sehr wichtig ist, sie dient als Modell. Das nächste Kind wird danach vom ersten Kind ausgewählt. Es werden so viele Gespräche geführt, wie der/die Leiter/in für angebracht hält.

Okay, dann fange ich an, dich zu fragen.
a. *Ist das, was sich hinter dem Spiegel verbirgt groß oder klein? Antworte wie du möchtest, durch Bewegung oder mit Worten.*
b. *Ist es warm oder kalt?*
c. *Ist es dunkel oder hell?*
d. *Ist es schwer oder leicht?*
e. *Ist es farbig oder farblos?* Wenn die Antwort *farbig* kommt, dann mit folgender Frage fortfahren: *Welche Farbe?*
f. *Ist es ruhig oder unruhig?*
g. *Bewegt es sich oder bewegt es sich nicht?*
h. *Ist es eine Blume? Sieht es wie ein Vogel aus? Oder vielleicht wie ein anderes Tier?*

Nach den Antworten fasst der/die Leiter/in sie noch einmal zusammen, fügt aber nichts hinzu. Diese Aufgabe ist für Kinder zu komplex, so dass der/die Leiter/in dies statt des Kindes macht. Trotzdem regt er/sie das Kind anschließend noch einmal an, das Wichtige zu benennen, ohne jedoch auf einer Antwort zu beharren.

Was ist das Wichtige, was sich hinter deinem Gesicht verbirgt, wie kann man es nennen?

In dieser Übung ist die Rolle des Erwachsenen eindeutig asymmetrisch: Er/sie leitet bei den Kindern einen Prozess an, der zum Bewusstwerden über den inneren Raum führt. Es ist nicht empfehlenswert, alle Kinder in diese Art von Austausch einzubeziehen, weil er psychologisch sehr komplex ist und mit der Gefahr verknüpft ist, ihn zu banalisieren und zu vereinfachen. Die Kinder sollten ihn nicht als Ratespiel auffassen (können).

Wenn genügend Gespräche geführt worden sind, wendet sich der/die Leiter/in an alle Kinder:

Was ist das Wichtige, was im Spiegel nicht zu sehen ist? Was ist das Wichtige, was sich hinter eurem Gesicht verbirgt? Schaut hinter den Spiegel. (Pause) *Und nun zeichnet das, was sich dort befindet.*

Die Kinder erhalten Papier und Malzeug (Malstifte, Wachskreide, Wasserfarben).

Da nicht alle Kinder die Sequenz des individuellen Gespräches mitmachen, kann ihnen vorgeschlagen werden, die Übung nach dem Workshop mit dem/der Leiter/in fortzusetzen, indem die Rollen vertauscht werden und sie dem/der Leiter/in die Fragen stellen. Der/die Leiter/in kann ihnen die Aufgabe stellen, ihm/ihr zu helfen, heraus zu bekommen, was sich hinter seinem/ihrem Gesicht verbirgt. Hieraus könnte auch ein neuer Workshop entwickelt werden.

8. Zeigt, was ihr hinter dem Spiegel gesehen habt

Haltet nun eure Bilder hoch. Haltet sie so, dass alle sie sehen können. (Pause) *Jetzt sagt uns, was ihr hinter dem Spiegel gesehen habt.*

Der Austausch findet frei oder der Reihe nach statt, aber es ist wichtig, dass wieder alle Kinder einbezogen werden.

9. Wie würdet ihr euer Bild nennen?

Das, was sich hinter dem Spiegel befindet, ist sehr wichtig und sehr wertvoll. Das ist etwas, was nur ihr finden könnt. Bewahrt es und gebt es nur demjenigen, der es verstehen kann. (Pause) *Wer möchte, kann jetzt sagen, wie sein Bild jenseits des Spiegels heißt.*

10. Sucht auf eurem Bild das aus, was die anderen auch sehen sollen

Die Kinder erhalten ein halb durchsichtiges Papier.

Schaut euch erneut euer Bild an und sucht das aus, was Andere auch sehen sollen. (Pause) *Das malt oder schreibt ihr dann auf ein gemeinsames Papier. Legt dafür zuerst dieses durchsichtige Papier über euer Bild und markiert die Teile, die ihr Anderen zeigen möchtet.* (Pause) *Zeichnet nur diese Teile ab.*

Den Kindern wird angeboten, auf einem großen Packpapier gemeinsam die Teile ihrer Bilder zu zeichnen. Weil dies ein sehr komplexer Workshop ist und lange dauert, können alternativ die gekennzeichneten Stellen ausgeschnitten und auf eine gemeinsames Blatt geklebt werden.

Abschluss

11. Der Zauberspiegel

Stellt euch vor, wir würden vor einem Zauberspiegel stehen, der alles sehen und alles machen kann. Was würde euch wohl der Zauberspiegel sagen?

12. Abschlusskreis

Zum Abschluss setzen wir uns noch einmal im Kreis zusammen und werden ganz still.

Dann kann ein schönes Gedicht über Kinder vorgelesen werden, oder alle singen gemeinsam ein Lied.

Kinder-Workshop Nr. 14
Zeichne dich selbst

Einführung
1. Stellt euch vor, ihr würdet vor einem Spiegel stehen
2. Stellt euch vor, ihr seid für einander der Spiegel
3. Stellt euch vor, ihr seht euch auf einem Foto

Zentralteil
4. Malt euer Gesicht mit Farben, die ihr auf dem Foto gesehen habt
5. Zeigt eure Selbstbildnisse
6. Malt das, was auf dem Bild nicht zu sehen ist
7. Sucht eines der Bilder aus, das andere sehen sollen

Abschluss
8. Wir machen ein Album
9. Abschlusskreis

Material: Papier im unterschiedlichen Format (DIN A3, A4, A5) unterschiedliche Malstifte (Filzstifte, Wachskreide, Wasserfarben), Klebeband, Packpapier

Einführung

1. Stellt euch vor, ihr würdet vor einem Spiegel stehen

Stellt euch vor, ihr würdet vor einem Spiegel stehen. Macht die Augen zu. Ihr befindet euch nach wie vor vor einem Spiegel. (Pause) *Jetzt macht die Augen wieder auf und sagt, was ihr beim Öffnen der Augen als Erstes gesehen habt?*

Antworten der Reihe nach und anschließend wiederholen.

2. Stellt euch vor, ihr seid für einander der Spiegel

Es werden Paare gebildet, so wie die Kinder im Kreis sitzen. Sie drehen sich mit dem Gesicht zueinander. Ein Paar beginnt beispielhaft nach dem folgenden Muster:

Jetzt seid ihr für einander der Spiegel. Schaut euch ins Gesicht. Das eine Kind macht die Augen zu. (Pause) *Wenn es die Augen wieder aufgemacht hat, sagt es, was es als Erstes gesehen hat. Dann tauscht ihr die Rollen.*

Nachdem die ersten Paare die Übung einzeln mit Anleitung ausgeführt haben, wird die Übung von allen Paaren gleichzeitig gemacht. Danach folgt die Frage:

Was hat euer Nachbar als Erstes gesehen, als er/sie die Augen aufgemacht hat? Was habt ihr als Erstes gesehen?

Der Austausch erfolgt der Reihe nach im Kreis.

3. Stellt euch vor, ihr seht euch auf einem Foto

Stellt euch vor, ihr seid auf einem Foto. Welche Farben sieht man auf diesem Bild?

Die Kinder antworten der Reihe nach.

Zentralteil

4. Malt euer Gesicht mit Farben, die ihr auf dem Foto gesehen habt

Papier im unterschiedlichen Format anbieten: DIN-A3, A4, A5. Die Auswahl der Malstifte soll ebenfalls unterschiedlich sein (Filzstifte, Wachskreide, Wasserfarben).

Weil die Fotos, die ihr euch vorgestellt habt, verschiedene Größen und Farben haben werden, sucht euch bitte jetzt das Papier und die Malstifte aus, die eurem gedachten Foto entsprechen. Malt euer Gesicht mit Farben, die ihr auf dem Foto gesehen habt.

Genug Zeit zum Malen lassen.

5. Zeigt eure Selbstbildnisse

Zeigt jetzt euer Selbstbildnis. Haltet es hoch, damit es alle sehen können. Stellt euch auf dem Bild vor.

Einzelne Präsentation der Selbstbildnisse der Reihe nach.

6. Malt das, was auf dem Bild nicht zu sehen ist

Und nun überlegt einmal, was auf dem Bild nicht zu sehen ist. (Pause) *Malt das, was sich hinter dem Spiegel befindet. Das, was auf dem Bild nicht zu sehen ist. Ihr könnt wieder das Papier und die Malstifte nach eurem Wunsch aussuchen.*

Wenn es unruhig werden sollte, kann die Anleitung ergänzt werden:

Malt das, was sich in euch befindet und in eurem Gesicht nicht immer zu sehen ist.

Die von den Kindern produzierten Bilder werden nicht immer Portraits sein sondern der freie Ausdruck von sich selbst.
Wenn die Gruppe fertig ist, zeigt jedes Kind sein Bild und kann es, wenn es das möchte, mit dem Selbstbildnis vergleichen.

7. Sucht eines der Bilder aus, das andere sehen sollen

Wir wollen ein gemeinsames Album mit allen Bildern machen. Überlegt, welches von euren Bildern andere sehen sollen, und welches nicht. Dann legt eure Bilder übereinander. Das, was andere sehen sollen, legt bitte nach oben, und das andere darunter.

Die Bilder werden von der oberen Seite mit Klebeband verbunden, so dass das obere Bild angehoben werden kann, um das zweite Bild sehen zu können. Die Kinder werden in Gruppen aufgeteilt, indem sie dazu aufgemuntert werden, sich demjenigen Kind anzuschließen, mit dem sie gemeinsam im Album stehen möchten.

Jede Gruppe erhält einen großen Bogen Packpapier und kann dort ihre Bilder verteilen.

Abschluss

8. Wir machen ein Album

Jede Gruppe stellt nun ihr Blatt für das gemeinsame Album vor. Danach werden die Blätter zu einem gemeinsamen Album verbunden.

9. Abschlusskreis

Wie würdet ihr dieses Bilder-Album nennen?

Jedes Kind gibt einen Vorschlag, der auf dem Deckel des Albums notiert wird. Bei Wiederholungen wird derselbe Name mit Farbe zusätzlich verstärkt.

Zum Schluss können die Kinder einen inneren und äußeren Kreis bilden, die sich entgegengesetzt bewegen, so dass sie sich anschauen und jedes vorbeiziehende Gesicht grüßen können.

Kinder-Workshop Nr. 15
Meine Wünsche

Einführung
1. Erinnert euch daran, wie man euch nennt
2. Wie werdet ihr am liebsten genannt?
3. Wir rufen euch so, wie ihr am liebsten genannt werdet

Zentralteil
4. Stellt euch vor, ich sei eine gute Fee, die euch drei Wünsche erfüllen kann
5. Welche Wünsche habt ihr?
6. Was kann jeder von euch tun, damit sein Wunsch in Erfüllung geht?
7. Malt euren Wunsch
8. Wir ziehen Wünsche aus dem Hut
9. Was würdet ihr dem Kind sagen, dessen Wunsch ihr gezogen habt?

Abschluss
10. Gebt jedem seinen Wunsch mit eurer Botschaft zurück
11. Wird euer Wunsch in Erfüllung gehen?
12. Abschlusskreis

Material: Papier (A5-Format) und Malstifte

Einführung

1. Erinnert euch daran, wie man euch nennt

Erinnert euch daran, wie man euch nennt. Wie werdet ihr von den Eltern, von der Oma, von Freunden, von der Lehrerin genannt? Sagt es uns.

Die Kinder sagen der Reihe nach ihre verschiedenen Namen.

2. Wie werdet ihr am liebsten genannt?

Denkt mal nach, wie ihr am liebsten genannt werdet. Wählt von allen Namen den aus, der euch am meisten gefällt. (Pause) *Ihr könnt euch auch etwas ausdenken.*

Die Kinder sagen der Reihe nach den Lieblingsnamen.
Sollte es vorkommen, dass jemand sich nicht entscheiden kann oder ihm keiner der Namen gefällt, hilft der/die Leiter/in bei der Auswahl oder mit einem eigenen Vorschlag. Es ist jedoch erforderlich, das Kind zu kennen. Denn manche Kinder haben es gern, wenn aus ihrem Namen ein Kosename gemacht wird oder er verniedlichend

abgeändert wird (Franz möchte z.B. Fränzchen gerufen werden), aber andere Kinder stört gerade das.

3. Wir rufen euch so, wie ihr am liebsten genannt werdet

Nun soll euer Wunsch nach eurem Lieblingsnamen erfüllt werden. Sagt noch einmal euren Lieblingsnamen, wir werden euch dann alle gemeinsam so rufen.

Zentralteil

4. Stellt euch vor, ich sei eine gute Fee, die euch drei Wünsche erfüllen kann

Stellt euch vor, ich sei eine gute Fee, die euch drei Wünsche erfüllen kann. Welche Wünsche wären das? (Pause) *Sagt zunächst gar nichts sondern behaltet sie für euch.* (Pause) *Jetzt zeigt, wie groß eure Wünsche sind.*

Nachdem die Kinder die Größe ihrer Wünsche gezeigt haben, sagt der/die Leiter/in weiter:

Ich weiß nicht, welches eure Wünsche sind, ich weiß nur, dass einige größer und einige kleiner sind. Ich weiß, dass sie für euch wichtig sind. Reicht es aus, sich nur etwas zu wünschen, damit der Wunsch in Erfüllung geht? Oder ist noch etwas Anderes nötig? Denkt darüber nach und sagt, was ihr dazu meint.

Je nach der Stimmung in der Gruppe kann der Austausch frei oder der Reihe nach erfolgen.
Der/die Leiter/in hört sich die Antworten der Kinder aufmerksam an. Wenn keines der Kinder auf die Idee kommt, seine Wünsche mitzuteilen, dann gibt der/die Leiter/in ihnen den Tipp.

Damit eure Wünsche in Erfüllung gehen können, ist es erforderlich, dass ihr sie jemandem sagt.

5. Welche Wünsche habt ihr?

Der/die Leiter/in tritt in den Kreis und sagt:

Stellt euch vor, ich bin immer noch die gute Fee, die eure Wünsche erfüllen kann. Da ich sie nicht erraten kann, teilt sie mir bitte mit.

Während die Kinder ihre Wünsche mitteilen, sollte Blickkontakt mit jedem Kind gehalten werden. Es sollte dabei klar unterstützt werden, seinen Wunsch laut zu nennen, weil viele es sich nicht trauen, ihre Wünsche zu äußern.

6. Was kann jeder von euch tun, damit sein Wunsch in Erfüllung geht?

Weil es nicht immer ausreicht, sich etwas nur zu wünschen oder den Wunsch auszusprechen, ist es erforderlich auch etwas zu tun, damit der Wunsch in Erfüllung geht. Überlegt einmal, was jeder von euch tun kann, damit sich sein Wunsch erfüllt.

Freier Austausch im Kreis. Warten, bis die Kinder das Gespräch aufnehmen, und dann die anderen auch anregen, ihre Ideen zu äußern.

Danach die Frage:

Was will sich jeder von euch vornehmen, damit sein Wunsch in Erfüllung geht?

Erfolgt der Reihe nach.

7. Malt euren Wunsch

Die Kinder erhalten Papier (A5-Format) und Malstifte.

Nun malt oder beschreibt euren Wunsch.

Wenn die Kinder fertig sind, gehen sie in den Kreis zurück und legen ihren Wunsch in einen Hut, der sich in der Kreismitte befindet.
Hier kann das Probleme aufkommen, das ein Kind sich von seinem Wunsch nicht trennen möchte. In solchen Fällen nicht drängen.

8. Wir ziehen Wünsche aus dem Hut

Der/die Leiter/in steht in der Kreismitte. Die Kinder kommen einzeln in die Mitte, ziehen einen Wunsch heraus und erraten gemeinsam mit dem/der Leiter/in, wessen Wunsch sie gezogen haben. Danach gehen sie mit dem Blatt wieder an ihre Plätze zurück.

Zieht einen Wunsch aus dem „Hut". Schaut ihn euch an, lest ihn und sagt, wessen Wunsch ihr heraus gezogen habt.

9. Was würdet ihr dem Kind sagen, dessen Wunsch ihr gezogen habt?

Euer Wunsch befindet sich jetzt bei einem anderen Kind. Er/sie weiß, was ihr euch wünscht. (Pause) Jeder von euch hat den Wunsch eines anderen. Ihr wisst, was er/sie sich wünscht. Was würdet ihr dem Kind sagen, dessen Wunsch ihr gezogen habt? Ruft ihn/sie mit dem Lieblingsnamen und sagt es ihm/ihr.

Zeit lassen, damit über die Botschaften nachgedacht werden kann. Das erste Kind wendet sich an den, dessen Wunsch es gezogen hat und sagt seine Botschaft. Danach wendet sich dieses angesprochene Kind an das nächste, dessen Wunsch es hat. So kommen alle Kinder an die Reihe.

Damit die Botschaft nicht verloren geht, malt oder schreibt sie jetzt auf die Rückseite des Papiers.

Hierbei ist es wichtig, darauf zu achten, dass die Botschaften wirklich auf die Rückseite des Papiers gemalt oder geschrieben werden. Kleinere Kinder malen ihre Zeichnungen gerne direkt auf den Wunsch und könnten somit den Zorn jenes Kindes hervorrufen, auf dessen Wunsch sie antworten. Der/die Leiter/in kann kleinen Kindern auch helfen, die Botschaften aufzuschreiben.

10. Gebt jedem seinen Wunsch mit eurer Botschaft zurück

Die Kinder stehen im Kreis.

Gebt nun jedem seinen Wunsch mit eurer Botschaft zurück.

Der/die Leiter/in ruft ein Kind aus dem Kreis auf und bittet es, zu dem Kind zu gehen, dessen Wunsch es gezogen hat, und ihm Wunsch und Botschaft zurück zu geben. Dieses Kind geht dann zum nächsten, von dem es den Wunsch hat, und so weiter der Reihe nach.
Diese Variante ist für kleinere Kinder zu empfehlen. Ältere Kinder können frei beginnen, ohne dass die Rückgabe des Wunsches eingeleitet wird.

11. Wird euer Wunsch in Erfüllung gehen?

Wenn ihr noch einmal darüber nachdenkt, was wir heute alles gemacht haben: Denkt ihr, dass euer Wunsch in Erfüllung gehen wird?

12. Abschlusskreis

Zeigt in der Luft, wie groß eure Wünsche sind. (Pause) *Nehmt euren Wunsch und legt ihn vorsichtig in den Kreis.*

Ausführung der Reihe nach.

Gerade habt ihr gezeigt, wie groß eure Wünsche sind. Nun zeigt, wie stark sie sind. Drückt eurem Nachbarn fest die Hand. (Pause) *Wenn die Wünsche groß sind und wenn sie stark sind, werden sie eines Tages in Erfüllung gehen.*

Kinder-Workshop Nr. 16
Gesichtsausdruck und Gefühle

Einführung
1. Sagt euren Namen, wie ihr es möchtet
2. Sagt euren Namen wütend/fröhlich
3. Geht fröhlich, traurig und wütend
4. Sagt euren Namen mit frei gewählten Gefühlen

Zentralteil
5. Beobachtet und beschreibt den Gesichtsausdruck
6. Wählt einen Gesichtsausdruck und stellt ihn vor
7. Malt ein großes Gesicht

Abschluss
8. Zeigt die gemalten Gesichter
9. Abschlusskreis

Material: Packpapier und Malstifte

Einführung

1. Sagt euren Namen, wie ihr möchtet

Jeder sagt den eigenen Namen, so wie er/sie möchte (laut, leise, langsam, schnell, singend, usw.).

2. Sagt euren Namen wütend/fröhlich

Der Reihe nach sagt jedes Kind seinen Namen wütend, danach alle Kinder gemeinsam. Die gemeinsame Aussprache kann mehrmals wiederholt werden.
Das Verfahren wird danach mit fröhlicher Aussprache fortgesetzt.

3. Geht fröhlich, traurig und wütend

Die Kinder werden aufgefordert zu zeigen, wie sie gehen, wenn sie fröhlich, traurig, wütend sind. Das Gehen wird in drei Sequenzen ausgeführt, dazwischen werden kleinere Zeitabstände eingelegt. Jede Sequenz dauert etwa gleich lang.

Steht auf und zeigt uns, wie ihr geht, wenn ihr fröhlich seid. Wenn ich „Stopp" sage, bleibt ihr stehen. Also, los. (Pause) Geht fröhlich, schaut euch die fröhlichen Gesichter an. Stopp! Jetzt zeigt, wie ihr geht, wenn ihr traurig seid, lauft mit trauri-

gen Gesichtern. Schaut auf die Gesichter, die an euch vorbei kommen. Langsam. Stopp! Geht wütend. Schaut auf die Gesichter, die an euch vorbei kommen. Stopp! Ausgezeichnet. Geht jetzt bitte zurück in den Kreis.

Wie lange diese Übung dauern soll, muss der/die Leiter/in einschätzen und dabei beachten, dass dies die einführende Aktivität ist.

4. Sagt euren Namen mit frei gewählten Gefühlen

Nun sagt bitte noch einmal euren Namen, so dass ein Gefühl deutlich wird. Ihr könnt euch eins aussuchen, z.B.: Angst, Wut, Freude, Besorgnis ...

Nachdem die Kinder ihre Namen mit frei gewählten Gefühlen der Reihe nach ausgesprochen haben, folgt eine gemeinsame Aussprache. Danach bekommen sie die Aufgabe, diese mit den vorherigen Aussprachen zu vergleichen.

Wie klingeln die Namen für euch jetzt? Was gefällt euch besser: Wenn wir sie mit verschiedenen Gefühlen aussprechen oder wenn wir sie alle nur wütend oder nur fröhlich sagen? Lasst uns zur Erinnerung alle zusammen die Namen nur wütend und dann nur fröhlich aussprechen. Was gefällt euch besser?

Reaktionen der Kinder abwarten. Dies kann dazu verwendet werden, um den Kindern Folgendes deutlich zu machen:

Es kommt selten vor, dass wir alle, wirklich alle, im selben Augenblick wütend oder alle fröhlich sind. Viel öfter fühlen sich die Menschen unterschiedlich, jemand ist fröhlich, jemand ist traurig, jemand ist wütend. Jeder hat das Recht auf sein eigenes Gefühl.

Zentralteil

5. Beobachtet und beschreibt den Gesichtsausdruck

Für diese Übung bilden je zwei neben einander sitzende Kinder ein Paar.

Das erste Kind eines jeden Paares von euch ist nun die Person A und das zweite die Person B. (Pause) Wer von euch ist die Person A? Bitte hebt die Hand hoch. (Pause) Nun hebt bitte die Personen B die Hand hoch.
Jetzt machen alle Personen A ein ganz finsteres Gesicht. Die Personen B schauen sich dieses Gesicht gut an und sagen dem Partner/der Partnerin, was sie alles sehen.

Alle Paare arbeiten gleichzeitig. Wenn die Gruppe fertig ist, werden die Rollen vertauscht.

Und jetzt tauschen wir die Rollen. Die Person B lächelt und die Person A schaut ihr Gesicht an und sagt dem Partner/der Partnerin, was in dem lächelnden Gesicht zu sehen ist.

> *Anmerkung:* Diese zwei Gesichtsausdrücke wurden gewählt, weil sie leicht wahrgenommen werden und unterschiedlich sind.

6. Wählt einen Gesichtsausdruck und stellt ihn vor

Jetzt kann sich jedes Paar einen Gesichtsausdruck aussuchen und ihn anschließend der Gruppe vorstellen. Die Gruppe soll dann erraten, welchen Gesichtsausdruck ihr ausgesucht hattet. Das erste Mal sollt ihr den Gesichtsausdruck mit Worten beschreiben. Danach könnt ihr auch Bewegungen und das Gehen dazu nehmen. Ihr könnt euch irgend einen Gesichtsausdruck auswählen: traurig, verängstigt, fröhlich, besorgt, wütend, verliebt. Besprecht miteinander, welchen Gesichtsausdruck ihr wie vorstellen wollt.

Die Ausführung erfolgt über Kreuz, indem der/die Leiter/in das erste Paar aufruft und dieses dann das nächste Paar und so weiter. Der/die Leiter/in beobachtet aufmerksam und unterstützt die Beschreibung durch Fragen: *Was geschieht im Gesicht, was geschieht in den Augen, auf der Stirn, ändern sich die Ohren, was ist mit den Haaren, usw.*

Wenn die Kinder die Verbalisierung vermeiden und gleich zu Bewegungen übergehen, sollten sie ermuntert werden, den Gesichtsausdruck mit Worten zu beschreiben. Es sollte jedoch nicht zu sehr gedrängt werden. Es ist ebenfalls wichtig, dass jedes Paar die Möglichkeit bekommt, das, was es möchte, zu Ende vorzutragen, da es vorkommen kann, dass die Gruppe zu schnell richtig rät und sich jemand wegen der Unterbrechung beleidigt fühlt.

7. Malt ein großes Gesicht

Die Kinder werden zu Gruppen zusammen gefasst, die ähnliche Gesichtsausdrücke hatten.

Jede Gruppe erhält ein großes Blatt Papier und Malstifte und malt zusammen ein großes gemeinsames Gesicht. Hatten sich viele Kinder für denselben Gesichtsausdruck entschieden (z.B. Freude), können sie in kleinere Gruppen aufgeteilt werden, in denen jeweils dieser Gesichtsausdruck gemalt wird.

Es ist ebenfalls wichtig, auf die Papiergröße zu achten. Wir empfehlen die Hälfte eines großen Bogens Packpapier. Ein zu großes Papier kann die Kinder erschrecken und ein zu kleines einschränken.

Abschluss

8. Zeigt die gemalten Gesichter

Jede Gruppe stellt ihr großes Gesicht vor und gibt ihm einen Namen.
Danach kann entweder eine gemeinsame Geschichte aus den Bildern gemacht werden oder aber jede Gruppe kann eine Geschichte zu ihrem Bildnis selber entwerfen. Zum Abschluss können die Bildnisse zu einem Buch zusammen gebunden werden oder an die Wand gehängt werden, um sie auch in späteren Workshops weiter zu verwenden.

9. Abschlusskreis

Es werden zwei Kreise (ein äußerer und ein innerer) gebildet, so dass sich das erste Kind eines Paares im äußeren und das zweite Kind im inneren Kreis gegenüber stehen. Die Kinder fassen sich in ihren Kreisen an den Händen und bewegen sich in entgegengesetzter Richtung. Dann folgt die Aufforderung:

Schaut euch jedes vorbeikommende Gesicht an und lächelt; lasst dabei niemanden aus.

Kinder-Workshop Nr. 17

Mein Gesicht hat seine Farben

Einführung
1. Sagt euren Namen, wie ihr es möchtet
2. Wenn euer Name eine Farbe wäre, welche wäre das?
3. Wenn euer Name ein Gefühl wäre, welches wäre das?
4. Wechselt die Plätze

Zentralteil
5. Malt euer Gesicht im vorgezeichneten Kreis
6. Präsentiert eure Gesichter
7. Füllt die Kreise mit Farbe
8. Sucht das Gesicht aus, das euch am meisten ähnelt
9. Schneidet das ausgesuchte Gesicht aus
10. Wir erstellen Gruppenportraits

Abschluss
11. Präsentiert euer Gruppenportrait
12. Abschlusskreis

Material: DIN A4-Papier, Malstifte

Einführung

1. Sagt euren Namen, wie ihr es möchtet

Jeder wählt eine Art aus, wie er/sie seinen/ihren Namen aussprechen möchte.

2. Wenn euer Name eine Farbe wäre, welche wäre das?

Wenn euer Name eine Farbe wäre, welche Farbe wäre das wohl?

Statt des Namens sagen die Kinder der Reihe nach die von ihnen ausgesuchte Farbe. Der/die Leiter/in merkt sich die genannten Farben, weil sie im weiteren Verlauf des Workshops noch benötigt werden.

3. Wenn euer Name ein Gefühl wäre, welches wäre das?

Wenn euer Name ein Gefühl wäre, welches wäre das wohl: traurig, fröhlich, wütend, verängstigt, erfreut ... ?

Zuerst werden die Namen entsprechend dem ausgesuchten Gefühl ausgesprochen. in einer zweiten Runde wird der eigene Name mit dem Adjektiv versehen, z.B. „traurige Milena", „wütende Jovana" usw.).

4. Wechselt die Plätze

Wir machen jetzt ein Spiel, das ihr schon kennt. Es heißt: „Wechselt die Plätze."
Alle Kinder mit fröhlichen roten Namen tauschen ihre Plätze mit den Kindern, die
traurige lila Namen haben. Alle Kinder mit ...

Zentralteil

5. Malt euer Gesicht im vorgezeichneten Kreis

Die Kinder erhalten Papier (DIN A4-Format längs in zwei Hälften gefaltet, wobei sich in jeder Hälfte je vier eingezeichnete Kreise befinden) und Malstifte. Vier Kreise sollen in Gesichter mit unterschiedlichen Gefühlen umgewandelt werden.

Bitte macht aus den Kreisen der ersten Hälfte Gesichter. Ihr könnt euch dafür selbst
Gefühle aussuchen: verängstigte, traurige, fröhliche, besorgte, begeisterte Gesich-
ter, wie ihr es möchtet.

6. Präsentiert eure Gesichter

Wenn sie fertig sind, stellt jedes Kind seine Gesichter vor. Wenn die Gruppe sehr groß ist, wählt sich jedes Kind eins der vier Gesichter aus.

Haltet eure Gesichter hoch, damit alle alle Gesichter sehen können und erzählt uns
etwas über sie.

Nachdem das Kind seine Gesichter vorgestellt hat, fragt der/die Leiter/in:

Wenn dieses Gesicht eine Farbe wäre, welche Farbe würde es wohl sein?

7. Füllt die Kreise mit Farbe

Die Kreise auf der zweiten Hälfte des Papierbogens werden nun mit Farben ausge-füllt, die die Gefühle widerspiegeln.

Die anderen Kreise sollt ihr nun mit Farben füllen. Schaut euch zuerst eure gemal-
ten Gesichter an. Ihr habt viele unterschiedliche Gesichter gemalt, einige sind ver-
ängstigt, einige traurig, einige fröhlich. Wenn die verängstigten Gesichter eine
Farbe wären, welche Farbe würden sie wohl sein? Wenn ein fröhliches Gesicht ei-
ne Farbe wäre, welche Farbe würde es wohl sein? Und ein trauriges Gesicht, oder
ein wütendes Gesicht? Überlegt und füllt dann die Kreise mit den Farben aus.

8. Sucht das Gesicht aus, das euch am meisten ähnelt

Schaut euch nun jedes Gesicht an, das ihr gemalt habt. (Pause) Wählt das Gesicht
aus, das euch am meisten ähnelt. (Pause) Macht daneben euer persönliches Zei-
chen.

Wenn sich die Kinder für ein Gruppenportrait in der B-Variante entscheiden (siehe Nr. 10), werden sie in Kleingruppen nach der Ähnlichkeit der Gesichter oder Farben aufgeteilt.

9. Schneidet das ausgesuchte Gesicht aus

Das ausgesuchte Gesicht wird gemeinsam mit dem gefärbten Kreis ausgeschnitten und danach werden diese voneinander getrennt. Die restlichen Kreise werden für einen anderen Workshop aufbewahrt.
Wenn das Gruppenportrait nach der B-Variante gemacht wird, werden die gefärbten Kreise nicht von den Gesichtern getrennt.

10. Wir erstellen Gruppenportraits

Variante A: Die Kinder werden in zwei Gruppen aufgeteilt, eine Gruppe macht aus den Gesichtern ein Gruppenportrait, die zweite Gruppe macht aus den gefärbten Kreisen ein Bild. Jede Gruppe erhält Malstifte, Packpapier und Kleber. Wenn die Gruppe zu groß ist, können die Kinder in mehrere Gruppen aufgeteilt werden.

Variante B: Die Kinder werden nach der Ähnlichkeit der Gesichter aufgeteilt. Jede Gruppe macht aus den Gesichtern und Kreisen ein Gruppenportrait auf einem Bogen Packpapier.

Abschluss

11. Präsentiert eure Gruppenportraits

Jede Gruppe stellt ihre Arbeit vor.

12. Abschlusskreis

Die Kinder gehen in den Kreis zurück und werden erneut gefragt: *Wenn euer Name eine Farbe wäre, welche Farbe würde er wohl sein?* Jede/r sagt den Namen und die Farbe (der blaue Vlada, die rote Sonja ...).
Der/die Leiter/in ruft die „roten Namen" in die Kreismitte und alle Kinder sagen zur selben Zeit als Gruß die Farbe und ihren eigenen Namen. Dann werden die Kinder mit der nächsten Farbe aufgerufen, bis alle Farben und Kinder eingeschlossen sind. Auf jeden Gruß antworten die anderen Kinder mit ihrer Farbe und ihrem Namen.

Kinder-Workshop Nr. 18
Von Angesicht zu Angesicht

Einführung
1. Sagt euren Namen, erst rechts herum, dann links herum
1a. Sagt euren Namen und kniet euch dabei hin
2. Zeige deinem Partner, wie du dich fühlst
3. Welche Farben haben eure Augen?

Zentralteil
4. Mache aus dem Kreis dein Gesicht
5. Macht aus dem nächsten Kreis ein Gesicht, das euch anschaut
6. Zeigt euer Gesicht und das Gesicht, das euch anschaut
7. Malt, wie ihr euch das Gesicht wünscht, das euch anschauen soll
8. Zeigt die Gesichter
9. Wir erstellen Gruppenportraits
10. Wir präsentieren die Gruppenportraits

Abschluss
11. Stellt euch vor euer Portrait
12. Wir machen aus den Portraits ein gemeinsames
13. Abschlusskreis

Material: Malstifte und ein längliches Papier mit drei vorgezeichneten Kreisen

---

Einführung

Für den Beginn des Workshops schlagen wir zwei Varianten vor.

1. Sagt euren Namen, erst rechts herum, dann links herum

Das Sagen der Namen beginnt wie immer im Kreis der Reihe nach. Dieses Mal setzt der/die Leiter/in ein Stopp-Zeichen ein, nach dem die Richtung gewechselt wird. Dies ist eine Möglichkeit, in der Gruppe eine positive Spannung zu erhalten, weil der Wechsel nicht vorhersehbar ist. Außerdem kann sie zur Integration zurückgezogener Kinder beitragen, indem sie die Möglichkeit erhalten, ihren Namen mehrmals auszusprechen und ihnen so mehr Raum in der Gruppe gegeben wird.

Auch heute werden wir mit den Namen beginnen, aber auf eine ungewöhnliche Weise. Ich habe ein Stopp-Zeichen mitgebracht. Ihr sagt wie üblich der Reihe nach euren Namen. Wenn ich das Stopp-Zeichen hoch hebe, stoppt ihr und macht anders-

herum weiter. Passt auf, jedes Mal, wenn ich das Stopp-Zeichen hochhebe, ändert sich die Richtung.

1a. Sagt euren Namen und kniet euch hin

Steht bitte auf. Wir sagen unsere Namen im Kreis, und jeder, der dran war, kniet sich hin.
Nun stehen wir alle wieder auf und werden eine neue Runde machen. Dieses Mal aber schneller. Sagt euren Namen und setzt euch anschließend so schnell in die Hocke, wie ihr könnt.

Wenn der Kreis zu Ende ist, wird den Kindern vorgeschlagen, so schnell wie möglich aufzustehen.
Es folgt die Wiederholung, jedoch mir verlangsamten Handlungen.

2. Zeige deinem Partner wie du dich fühlst

Es werden Paare gebildet, indem sich die Kinder zueinander drehen. Sie halten sich an den Händen. Sie ziehen sich gegenseitig zueinander und schieben sich gegenseitig weg. Ein Kind bleibt dabei stehen und das andere entfernt und nähert sich. Nach einigen Sequenzen folgt die Aufforderung:

Zeige deinem Partner, wie du dich fühlst, und zwar so, dass er das in deinem Gesicht sehen kann. Ein Kind beginnt, und danach kommt das andere dran. Schaut euch gegenseitig gut an.

3. Welche Farben haben eure Augen?

Auch diese Sequenz wird paarweise ausgeführt. Dabei soll den Kindern genügend Zeit gelassen werden.

Schaut euch gegenseitig in die Augen. Welche Farben haben eure Augen? (Pause) *Jetzt sagt bitte, welche Augenfarbe euer Partner hat.*

Zentralteil

4. Mache aus dem Kreis dein Gesicht

Die Kinder erhalten Malstifte und ein längliches Papier mit drei vorgezeichneten Kreisen. Das Papier ist in drei Teile gefaltet. Zuerst wird der erste Kreis verwendet.

Suche dir ein Gefühl aus (Angst, Wut, Freude, Sorge, Trauer, Glück). (Pause) *Habt ihr euch alle ein Gefühl ausgesucht?* (Zustimmende Antworten abwarten) *Nun verwandelt den Kreis in euer Gesicht mit dem ausgesuchten Gefühl: verängstigt, freudig, traurig, je nach dem welches Gefühl ihr ausgesucht habt.*

5. Macht aus dem nächsten Kreis ein Gesicht, das euch anschaut

Dreht das Papier bitte um. Dort findet ihr noch einen Kreis. Macht daraus ein Gesicht, das euch anschaut, wenn ihr verängstigt, traurig oder freudig seid.

6. Zeigt euer Gesicht und das Gesicht, das euch anschaut

Haltet eure Zeichnungen hoch, damit alle sie sehen können. Wunderbar. Schaut euch um. (Pause) Jetzt soll jede/r sagen, was er/sie gemalt hat.

7. Malt, wie ihr euch das Gesicht wünscht, das euch anschauen soll

Zeichnet in den letzten Kreis ein Gesicht, das euch so anschauen soll, wie ihr es am liebsten hättet, wenn ihr ... seid.

Der/die Leiter/in nennt die in der Gruppe genannten Gefühle.

8. Zeigt die Gesichter

Jetzt kehrt wieder zu euren Gesicht zurück und schaut es euch an. Zeigt es, damit es alle sehen können. (Pause, dann wird das erste Kind angesprochen) Zeige uns dein Gesicht und das Gesicht, das dich anschauen soll. Wie würdest du es mögen? Wessen Gesicht ist das?

Nachdem dieses Kind seine Gesichter gezeigt hat, werden alle Kinder mit demselben Gesichtsausdruck aufgerufen, ihre Gesichter zu zeigen und zu erklären, welches Gesicht sie anschauen soll. Das letzte Kind aus dieser Gruppe sucht dann ein Kind aus, bei dem es weiter gehen soll.

9. Wir erstellen Gruppenportraits

Die Gesichter werden auseinander geschnitten und in drei unterschiedliche Umschläge getan. In einen kommen die Selbstbildnisse, in den zweiten die anschauenden Gesichter und in den dritten die gewünschten Gesichter. Die Kinder werden von der/dem Leiter/in in drei gleich große Gruppen aufgeteilt. Jede Gruppe erhält einen der Umschläge und macht auf einem Bogen Packpapier daraus ein Gruppenportrait.

Verteilt die Gesichter, die ihr erhalten habt, so wie ihr das möchtet. Macht daraus ein Gruppenportrait, wenn ihr wollt, könnt ihr auch etwas dazu malen.

10. Wir präsentieren die Gruppenportraits

Alle drei Portraits werden nebeneinander an die Wand gehängt, in der Reihenfolge wie sie im Workshop entstanden sind (zunächst die Selbstbildnisse, dann das anschauende Gesicht und zum Schluss das gewünschte Gesicht). Gemeinsam werden alle drei Portraits betrachtet, frei kommentiert und Eindrücke ausgetauscht.

Schaut euch alle Portraits an: unterscheiden sie sich, gefallen sie euch?

Abschluss

11. Stellt euch vor euer Portrait

Jede Gruppe stellt sich zu ihrem Bild und drückt mit dem Gesicht dasselbe wie das gemalte Portrait aus. Die anderen Gruppen kommentieren, ob die lebendigen Portraits den gezeichneten ähneln, oder schlagen vor, was gemacht werden sollte, damit die Ähnlichkeit größer wird. Diese Übung wird nacheinander von den Gruppen ausgeführt.

12. Wir machen aus den Portraits ein gemeinsames

Es werden alle drei Gruppen aufgefordert, ein gemeinsames Portrait zu machen. Die erste Gruppe beginnt, dann folgt die zweite, und schließlich kommt die dritte dazu.

13. Abschlusskreis

Der/die Leiter/in gibt einen Händedruck in beide Richtungen gleichzeitig im Kreis weiter.

Einführung
1. Sagt euren Namen und werft den Ball weiter
2. Gehe zu dem Kind, das du gerufen hast
3. Geht gemeinsam durch das Gedränge

Zentralteil
4. Erinnert euch an Gesichter, die ihr jeden Tag seht
5. Sagt, wie die Gesichter sind
6. Wenn diese Gesichter Farben wären, welche Farben wären das?
7. Zeigt eure gefärbten Kreise
8. Stellt euch vor, der gefärbte Kreis sei eine Maske

Abschluss
9. Wir präsentieren die Masken und ihre Geschichten
10. Abschlusskreis

Material: DIN A4-Papier mit vorgezeichnetem Kreis (ganzseitig), bunte Malstifte, Scheren, Ball

---

Einführung

1. Sagt euren Namen und werft den Ball weiter

Die Namen werden ausgesprochen, indem das Kind zunächst seinen Namen und dann den Namen jenes Kindes sagt, dem es den Ball zuwerfen will.

2. Gehe zu dem Kind, das du gerufen hast

Diese Sequenz wird der Reihe nach ausgeführt, indem das erste Kind aufsteht und zu dem Kind geht, dem es den Ball zugeworfen hat. Sie fassen sich an die Hände und gehen zum nächsten Kind und so weiter bis alle Kinder eingebunden sind. Dann folgt die Aufforderung:

Geht frei durch den Raum, achtet darauf, dass ihr euch an den Händen haltet. Derjenige, der führt, kann die Schritte schneller oder langsamer machen. Passt auf und begleitet ihn. Haltet euch fest an den Händen.

Nach einiger Zeit teilt der/die Leiter/in die Kette in zwei Gruppen. Eine Gruppe hält sich weiterhin an den Händen fest, die anderen sind frei.

3. Geht gemeinsam durch das Gedränge

Jetzt stellt euch vor, es gibt um euch herum viele Menschen, die es eilig haben. Es herrscht ein Gedränge. Ihr geht durch dieses Gedränge und passt auf, dass niemand eure Kette trennt. Haltet euch fest an den Händen und schaut euch um. Der, der führt, soll aufpassen, dass alle zusammen bleiben. Die anderen Kinder stellen das Gedränge dar. Sie haben unbekannte Gesichter. Sie eilen kreuz und quer durch den Raum, ohne auf die anderen Kinder zu achten. Also, los.

Nach einiger Zeit beendet der/die Leiter/in diese Sequenz und bittet die Kinder in ihrer jeweiligen Gruppe zu bleiben und sich einen Platz im Raum zu suchen. Dann erzählt jede Gruppe, wie ihnen das Laufen gefallen hat und wie sie sich gefühlt haben. Danach werden sie gefragt, ob sie sich so ähnlich fühlen, wenn sie wirklich in einem Gedränge sind, zwischen Unbekannten im Bus, in der Schule oder hier, wo sie jetzt leben. Die Kinder werden angeregt, ihre Erfahrungen mitzuteilen.

Zentralteil

4. Erinnert euch an Gesichter, die ihr jeden Tag seht

Beide Gruppen bleiben an ihrem Platz und erhalten dieselbe Aufforderung:

Erinnert euch an Gesichter, die ihr jeden Tag seht. Wie sind diese Gesichter? Zu wem gehören sie? Wen seht ihr jeden Tag?

Nach einer Pause wird zunächst eine Gruppe angesprochen:

Eure Aufgabe ist jetzt, die Gesichter darzustellen, die ihr jeden Tag seht. Zeigt mit eurem Gesicht und durch Bewegung, wie sie aussehen. Besprecht das miteinander und stellt sie dann gemeinsam vor.

Danach wird die zweite Gruppe angesprochen:

Ihr habt die Aufgabe, aufmerksam zuzuschauen und zu beschreiben, wie diese Gesichter sind. Sind sie den Gesichtern ähnlich, die ihr jeden Tag seht?

Die erste Gruppe kommentiert anschließend wiederum das, was die Beobachter/innen festgestellt haben. Dieselbe Sequenz wird dann mit vertauschten Rollen wiederholt.

5. Sagt, wie die Gesichter sind

Jeden Tag begegnen euch viele Menschen z.B. im Bus, in der Schule oder hier. Erzählt etwas über die Menschen. Was gefällt euch an ihnen und was gefällt euch nicht?

Die Kinder sollen dazu angeregt werden, ihre Erlebnisse frei zu erzählen.

6. Wenn diese Gesichter Farben wären, welche Farben wären das?

Nach dieser Frage wählen die Kinder Farben aus einer Menge Buntstifte in der Mitte des Kreises. Wenn zwei Kinder dieselbe Farbe benötigen, setzen sie sich zusammen, so dass die weitere Aktivität in Paaren oder kleineren Gruppen fortgesetzt werden kann.

Die Kinder erhalten ein DIN A4-Papier mit einem vorgezeichneten Kreis, der das ganze Blatt einnimmt.

Ihr habt Farben für Gesichter gewählt, die ihr täglich seht. Füllt diesen Kreis mit euren Farben aus.

7. Zeigt eure gefärbten Kreise

Zeigt, welche Farbe die Gesichter haben, die euch anschauen. Haltet sie so, dass jeder sie sehen kann. Ausgezeichnet. Wie viele unterschiedliche Farben gibt es in euren Kreisen. Es ist sehr interessant, was ihr da gemacht habt. Schaut euch die gefärbten Kreise an und geht zu denjenigen, die ähnlich sind wie eure.

8. Stellt euch vor, der gefärbte Kreis sei eine Maske

Wenn die Kinder in kleinere Gruppen aufgeteilt sind, folgt die Aufforderung:

Jetzt machen wir aus den gefärbten Kreisen Masken, hinter denen sich die Gesichter befinden, die ihr jeden Tag seht. Dazu schneidet bitte die Augenöffnungen aus. Dann haltet die Maske vor euer Gesicht und stellt euch vor, ihr seid dieses Gesicht. Was sagt es? Was macht es? Verknüpft eure Geschichten miteinander.

Abschluss

9. Wir präsentieren die Masken und ihre Geschichten

Jede Gruppe stellt ihre Geschichte vor und gibt ihr einen Namen.

Wenn die Kinder Interesse haben, können alle Geschichten in eine gemeinsame Vorstellung eingebunden werden.

10. Abschlusskreis

Setzt eure Masken ab und legt sie in die Kreismitte. Dort sollen sie bleiben. (Pause) *Und jetzt lasst uns zum Abschied gemeinsam etwas für uns tun. Etwas was wir alle mögen. Was schlagt ihr vor?*

Es ist wichtig, dass der/die Leiter/in die Vorschläge der Kinder so strukturiert, dass sie am Ende die Form eines Rituals haben, das nach verschiedenen Workshops wiederholt werden kann (z.B.: ein Kind macht eine Bewegung, eine Geste oder sagt ein Wort usw. und die anderen wiederholen das nacheinander).

Kinder-Workshop Nr. 20

Gesichter, die ich jeden Tag sehe (II)

Einführung
1. Sagt euren Namen ganz schnell
2. Sag deinen Namen, wenn ich an dir vorbei gehe

Zentralteil
3. Erinnert euch an eure Kreise und Farben
4. Malt Gesichter, die ihr jeden Tag seht
5. Macht eine Geschichte zu den Gesichtern, die euch jeden Tag begegnen

Abschluss
6. Präsentiert die Geschichten
7. Abschlusskreis

Material: DIN A4-Papier mit einem großen Kreis (maximal möglicher Durchmesser), in dem sechs kleinere Kreise vorgezeichnet sind, bunte Malstifte, Packpapier

---

Einführung

1. Sagt euren Namen ganz schnell

2. Sag deinen Namen, wenn ich an dir vorbei gehe

Ich werde jetzt an jedem von euch vorbei gehen. Während ich vorbeigehe, soll jede/r seinen/ihren Namen sagen, und zwar so, dass ich es hören kann. Wenn ich euch nicht hören sollte, dann macht etwas, damit ich euch höre.

Der/die Leiter/in geht langsam an den Kindern vorbei. Wenn ein Name leise ausgesprochen wird, sagt er/sie nichts. Danach sagt er/sie:

Viele Menschen gehen an uns vorbei, viele Menschen eilen irgendwo hin. In dieser Eile sehen und hören sie uns nicht. Manchmal sehen und hören sie uns auch dann nicht, wenn sie es nicht eilig haben.

Nun ruft der/die Leiter/in ein Kind vom Kreisende und eins vom Kreisanfang auf und spricht mit ihnen ab, dass sie gleichzeitig in verschiedene Richtungen im Kreis gehen, das eine schnell und das andere langsam. Die übrigen Kinder sagen wieder ihren Namen und die Vorbeigehenden zeigen, ob sie sie gehört haben.

Zentralteil

3. Erinnert euch an eure Kreise und Farben

Erinnert euch an eure Kreise und Farben. Wählt Farben, die ihr das letzte Mal auch hattet. Wenn ihr möchtet, könnt ihr natürlich neue dazu nehmen.

4. Malt Gesichter, die ihr jeden Tag seht

Ich hoffe, ihr habt die Gesichter, die ihr jeden Tag seht, nicht vergessen. Auch wenn ihr es wolltet, ihr könntet sie nicht vergessen. Gerade deshalb, weil ihr sie jeden Tag seht.

Sie erhalten ein A4-Papier mit einem großen Kreis (maximal möglicher Durchmesser), in dem sechs kleinere Kreise vorgezeichnet sind.

Verwandelt bitte die kleinen Kreise in die Gesichter, die ihr jeden Tag seht.

Wenn die Kinder fertig sind, fährt der/die Leiter/in fort:

Schaut euch die Gesichter an, zeigt sie uns und sagt etwas über sie. Gibt es unter ihnen bekannte Gesichter? Ähneln sie jemandem? Wen stellen sie dar?

Anschließend können sich die Kinder zu kleineren Gruppen zusammen finden.

5. Macht eine Geschichte zu den Gesichtern, die euch jeden Tag begegnen

Nachdem sich die Kleingruppen gebildet haben, erhalten die Kinder die Aufgabe, ihre Gesichter auf einem gemeinsamen großen Papier zu verteilen und sie in eine gemeinsame Geschichte einzubinden. Die Gesichter sollen nicht auf das Papier aufgeklebt werden, weil sie auch für den nächsten Workshop benötigt werden.

Unter euren Gesichtern können welche dabei sein, die ihr nur im Vorbeigehen gesehen habt oder welche, denen ihr oft begegnet. Vielleicht sind welche darunter, die euch fröhlich machen oder wütend oder traurig. Was erzählen sie sich gegenseitig, was machen sie, haben sie es eilig? (Pause) Ihr seht sie jeden Tag, meint ihr, dass sie euch auch sehen? (Pause) Macht eine Geschichte zu den Gesichtern, die euch jeden Tag begegnen.

Abschluss

6. Präsentiert die Geschichten

Jede Gruppe kann ihre Geschichte erzählen oder vorführen. Danach gibt sie ihr einen Namen.

7. Abschlusskreis

Jeder von uns begegnet jeden Tag vielen Menschen, wir sehen viele Gesichter. Darunter sind immer welche, die sich über euer Lächeln oder euren Gruß freuen würden. Lasst uns jetzt zum Abschied alle grüßen oder lächeln. Überlegt, was ihr im Vorbeigehen tun könntet.

Kinder-Workshop Nr. 21
Ein Gesicht, das ich nicht mag

Einführung
1. Sagt, wie ihr von Leuten gerufen werdet, die euch kennen
2. Sagt, wie ihr von Leuten gerufen werdet, die euch nicht kennen
3. Welchen von euren Rufnamen habt ihr nicht gerne und welchen habt ihr am liebsten?

Zentralteil
4. Schaut euch erneut die Gesichter an, die ihr jeden Tag seht
5. Sucht euch ein Gesicht aus, das euch am meisten gefällt, und eins, das euch nicht gefällt
6. Stellt das Gesicht vor, das euch nicht gefällt
7. Was könntet ihr mit dem Gesicht machen?
8. Wie können wir Gesichter verändern, die uns nicht gefallen?

Abschluss
9. Verändert die Gesichter
10. Abschlusskreis

Material: Malstifte, Klebeband
Hinweis: Für diesen Workshop werden Gesichtszeichnungen aus dem vorangegangenen Workshop verwendet.

Einführung

1. Sagt, wie ihr von Leuten gerufen werdet, die euch kennen

Erinnert ihr euch daran, mit welchen verschiedenen Namen ihr von Leuten genannt werdet, die euch kennen? Wie nennen euch Freunde, Bekannte, Verwandte, Eltern? (Pause) Sagt wie ihr von Leuten gerufen werdet, die euch kennen.

2. Sagt, wie ihr von Leuten gerufen werdet, die euch nicht kennen

Ihr begegnet jeden Tag vielen Menschen im Bus, auf der Straße, in der Schule, seht viele Gesichter im Vorbeigehen. Wie werdet ihr von ihnen gerufen?

3. Welchen von euren Rufnamen habt ihr nicht gerne und welchen habt ihr am liebsten?

Gibt es darunter Namen, die ihr nicht mögt?

Nachdem die Kinder Namen genannt haben, vereinbart der/die Leiterin mit der Gruppe, diese nicht zu verwenden.

Nun sagt, welche Namen ihr am liebsten habt.

Die Aussprache der Lieblingsnamen erfolgt der Reihe nach, wobei jeweils die ganze Gruppe den Namen wiederholt.

Zentralteil

4. Schaut euch erneut Gesichter an, die ihr jeden Tag seht

Die Kinder erhalten die Zeichnungen vom vorherigen Workshop. Wenn neue Kinder dabei sind, was oft vorkommt, erhalten sie einen Kreis mit vorgezeichneten kleineren Kreisen. Die neuen Kinder beobachten diese Sequenz, beginnen jedoch noch nicht mit dem Malen.

Schaut euch erneut die Gesichter an, die euch jeden Tag begegnen, und sagt, wie sie heute auf euch wirken. (Pause) *Seht ihr etwas, was ihr das letzte Mal nicht gesehen habt?*

Den Kindern genügend Zeit zum Anschauen lassen und dann fragen, ob jemand etwas sagen möchte. Es ist nicht erforderlich, dass diese Sequenz der Reihe nach geht, aber darauf achten, dass jedes Kind etwas sagen kann, wenn es das möchte.

5. Sucht euch ein Gesicht aus, das euch am meisten gefällt, und eins, das euch nicht gefällt

Die Kinder erhalten Malstifte.

Schaut euch die Gesichter nochmals gut an und wählt zunächst ein Gesicht aus, das euch am meisten gefällt. Nehmt euch Malstifte und färbt dieses Gesicht so, dass es sich von den anderen gut unterscheidet.

Wenn die Kinder ihr Lieblingsgesicht ausgesucht, gezeigt und ihre Wahl begründet haben, folgt die Wahl des Gesichts, das ihnen nicht gefällt.
Wenn der/die Leiter/in merkt, dass es Kinder gibt, die sich nicht entscheiden können, empfiehlt er/sie ohne zu sehr zu drängen:

Schaut, ob ein Gesicht vorhanden ist, das ihr ändern möchtet. Oder vielleicht gibt es eins, das euch weniger als die anderen gefällt.

Bevor diese Sequenz beginnt, erhalten die Kinder, die am früheren Workshop nicht teilgenommen haben, die Aufgabe, die kleinen Kreise in Gesichter zu verwandeln, die sie täglich sehen. Im weiteren Verlauf des Workshops arbeiten diese Kinder nach den Aufforderungen mit anderen Kindern zusammen.

6. Stellt das Gesicht vor, das euch nicht gefällt

Zeigt das Gesicht, das euch nicht gefällt. Warum gefällt es euch nicht? Was stört euch an dem Gesicht?

7. Was könntet ihr mit dem Gesicht machen?

Die Kinder zeigen das Gesicht der Reihe nach und sagen, was sie machen würden. Danach kehren sie zu ihrer Zeichnung zurück. Sie erhalten einen Kreis mit dem gleichen Durchmesser wie die kleineren eingezeichneten Kreise und die Aufforderung:

Stellt euch vor, dies ist das Gesicht, das euch nicht gefällt. Macht jetzt mit ihm, was ihr euch ausgedacht habt. Malt was mit dem Gesicht passiert ist, das euch nicht gefällt.

Wenn sie fertig sind, verdecken die Kinder mit der neuen Zeichnung das Gesicht. Es wird mit Klebeband nur am Rand fixiert, so dass es angehoben werden kann, um das Gesicht darunter aufzudecken.

Zeigt uns zunächst das Gesicht, das euch nicht gefällt, und dann, was ihr mit ihm gemacht habt.

Der/die Leiter/in spiegelt den Kindern die geäußerten Strategien.

8. Wie können wir Gesichter verändern, die uns nicht gefallen?

In dieser Sequenz werden die Kinder angeregt, konstruktive Strategien zur Änderung des Gesichts zu finden, auch wenn sicher schon zuvor konstruktive Ideen genannt wurden.

Denkt einmal darüber nach, wie Gesichter, die uns nicht gefallen, so geändert werden können, dass sie uns gefallen.

Die Kinder teilen ihre Ideen der Reihe nach mit.

Abschluss

9. Verändert die Gesichter

Die Kinder werden in zwei Gruppen aufgeteilt, so dass sie einander zugewendet in zwei Reihen stehen. Zunächst sollen sie sich gegenseitig anschauen und sich merken, wer ihr Gegenüber, ihr/e Partner/in ist. Dann sucht sich jede Reihe als Gruppe einen Platz im Raum.
Eine Gruppe macht ein Denkmal aus Gesichtern, die ihnen nicht gefallen.

Stellt euch wie ein Denkmal von Gesichtern auf, die euch nicht gefallen. Wenn ihr fertig seid, bewegt euch bitte so lange nicht, bis euer/e Partner/in euch angeschaut hat. Wenn sich eure Blicke begegnen, könnt ihr euch wieder bewegen. Reagiert darauf, was euer/e Partner/in macht.

Während sich die erste Gruppe zum Denkmal aufstellt, erhält die zweite Gruppe die Aufgabe:

Ihr werdet gleich vor Gesichtern stehen, die euch nicht gefallen. Bitte schaut sie euch an, obwohl sie euch unangenehm sind. Verändert sie dann so, dass ihr euch in ihrer Gegenwart nicht mehr unangenehm fühlt. Macht dies auf folgende Weise: Sucht euch zunächst eure/n Partner/in und blickt ihm/ihr in die Augen. Wenn sich

*eure Blicke begegnen, macht etwas, um ihn/sie zu verändern. Ihr könnt Bewegun-
gen und Laute machen, euer Gesicht einsetzen. Ihr dürft ihn/sie nicht berühren und
nicht sprechen. Also, findet im Denkmal eure/n Partner/in und schaut ihn/sie an.
Ändert sein/ihr Gesicht so lange, bis es ein Gesicht wird, das euch gefällt. Dann
seid ihr beide fertig, schaut weiter zu, was die anderen machen.*

Wenn die Gruppe klein ist, kommen die Kinder der Reihe nach dran. Bei einer großen Gruppe beginnen alle Kinder gleichzeitig, wobei das erste Paar als Beispiel
dient. Je nach der Stimmung in der Gruppe und je nach Zeit, kann noch folgende
Sequenz ergänzt werden.

*Stellt euch gegenüber auf, so dass jeder seine/n Partner/in hat. Zeigt euch jetzt ge-
genseitig, wie das Gesicht aussieht, das euch nicht gefällt. Wir beginnen beim ersten Paar.*

10. Abschlusskreis

*Zeigt was ihr machen werdet, wenn ihr einem Gesicht begegnet, das euch nicht ge-
fällt.*

Wird der Reihe nach ausgeführt.

Kinder-Workshop Nr. 22
Gesichter, die wir lange nicht gesehen haben

Einführung
1. Sagt euren Namen ganz laut
2. Erinnert euch an die, die euren Namen hören sollen
3. Ruft die, die jetzt nicht bei euch sind

Zentralteil
4. Malt ihre Gesichter
5. Zeigt die gemalten Gesichter
6. Malt euer Gesicht
7. Stellt die Gesichter vor
8. Wählt Gesichter aus
9. Was wollt ihr dem Gesicht sagen?

Abschluss
10. Präsentiert eure Botschaften
11. Abschlusskreis

Material: DIN A4-Papier mit drei konzentrischen Kreisen, im äußeren Ring sind sechs identische leere Kreise eingezeichnet, Malstifte

---

Einführung

1. Sagt euren Namen ganz laut

Sagt euren Namen ganz laut, damit ihn die hören können, die nicht bei uns sind. Nun sagt ihn so laut, dass er noch weiter zu hören ist, z.B. auf der Straße.

Alle können zum Fenster, zur Tür oder auch nach draußen gehen und dort laut rufen. Hiermit wird das passive Rufen in eine aktive Handlung transformiert.

2. Erinnert euch an die, die euren Namen hören sollen

Erinnert euch an die, die jetzt nicht bei euch sind, von denen ihr aber wisst, dass sie euren Namen gern hören würden. Erinnert euch an ihre Namen und sagt sie.

3. Ruft die, die jetzt nicht bei euch sind

Ruft sie. Denkt mal nach, wie ihr jemanden rufen würdet, der sehr weit weg ist. Wie würdet ihr jemanden rufen, der näher ist.

Zentralteil

4. Malt ihre Gesichter

Ihr habt Namen von Menschen gerufen, die jetzt nicht hier sind. Denkt einmal darüber nach, was ihr machen könntet, wenn sie euch nicht hören können? Was könntet ihr machen, wenn ihr eine bestimmte Person bei euch haben möchtet?

Das ist eine sehr empfindliche Frage, aber die jüngeren Kinder werden sich dem fiktiven Plan zuwenden und sich so Möglichkeiten eröffnen, durch Aktivität die Lage zu verändern. Deshalb ist es wichtig, die Antworten und Kommentare der Kinder abzuwarten. Den Kindern soll genügend Zeit gelassen werden. Auch Schweigen und Nachdenken tolerieren. Wenn der/die Leiter/in den richtigen Augenblick spürt, schlägt er/sie eine Idee vor, damit sich die Kinder an Gesichter erinnern und sie malen können.

Die Kinder erhalten DIN A4-Papier mit drei konzentrischen Kreisen. Im äußeren Ring sind sechs identische leere Kreise eingezeichnet. Die Kinder erhalten danach folgende Aufgabe:

Wandelt diese kleinen Kreise in Gesichter um, die ihr lange nicht gesehen habt und die ihr gern sehen würdet.

Die Kinder werden beim Malen darauf hingewiesen, dass alle Gesichter zur Kreismitte gerichtet sein sollen.

Wenn die Kinder nicht alle Kreise ausmalen, nicht darauf bestehen. Wenn bei einem Kind eine völlige Blockade einsetzt und es gar kein Gesicht malen kann, kann vorgeschlagen werden, die Kreise so zu gestalten, wie es das Kind möchte. Es sollte alles akzeptiert werden, was das Kind macht.

5. Zeigt die gemalten Gesichter

Haltet eure Zeichnungen in die Höhe, damit alle sie sehen können. Das habt ihr toll gemacht. Möchte jemand etwas zu seinen/ihren Zeichnungen sagen?

Auf verbale Äußerungen nicht bestehen, aber den Kindern, die etwas sagen möchten, die Gelegenheit dazu geben.

6. Malt euer Gesicht

Der mittlere Kreis ist jetzt dafür da, euer eigenes Gesicht zu malen. (Pause) Wenn ihr eurer Gesicht gemalt habt, schaut noch einmal die Gesichter an, die weit von euch entfernt sind.

7. Stellt die Gesichter vor

Zeigt bitte eure Bilder. Wer schaut auf euch? Wem ähneln die Gesichter, die euch anschauen? Wer ist alles dabei? Haben sie eigene Namen?

8. Wählt Gesichter aus

Nun sucht euch bitte ein Gesicht aus. Kennzeichnet es auf dem Blatt, damit man es von den anderen Gesichtern unterscheiden kann.

Wenn die Kinder damit fertig sind, fängt die Vorstellung der ausgewählten Gesichter an.

Jeder soll das von ihm ausgesuchte Gesicht vorstellen und uns mit ihm bekannt machen. Sagt, wie es heißt, denkt einmal darüber nach, wo es sich befindet und was es wohl tut?

9. Was wollt ihr dem Gesicht sagen?

Denkt jetzt einmal darüber nach, was ihr zu der Person sagen möchtet, die ihr gern sehen würdet und die jetzt weit weg ist. (Pause) Zeichnet oder schreibt das jetzt bitte in den Raum, der euch auf dem Blatt voneinander trennt.

Abschluss

10. Präsentiert eure Botschaften

Lest bitte vor, was ihr geschrieben habt. Zeigt, was ihr gezeichnet habt.

11. Abschlusskreis

Wenn die Präsentation zu Ende ist, legen die Kinder ihre Botschaften in die Kreismitte. Diese Handlung hat eine spirituelle Bedeutung.

Legt bitte nacheinander langsam und aufmerksam eure Botschaften in die Kreismitte.
Und jetzt, in der Stille, lasst uns alle wünschen, dass die Botschaften die erreichen, für die sie gedacht sind.

Im richtigen Augenblick folgen die Worte:

Streckt eure Arme aus und dreht die Handflächen in Richtung der Kreismitte. Stellt euch vor, unsere Handflächen strahlen eine Kraft aus. Spürt eure Kraft. (Pause) Zeigt dies durch eure Stimme. Sucht einen Ton, euren eigenen Ton, und sagt oder summt ihn erst leise und dann immer lauter und lauter.

Kinder-Workshop Nr. 23
Spielen durch Bewegung

Einführung

1. Sagt euren Namen in unterschiedlicher Lautstärke
2. Sagt euren Namen unterschiedlich schnell
3. Stellt euren Namen durch Bewegung dar
4. Stellt euren Namen durch Bewegung des ganzen Körpers dar
5. Macht die Bewegungen so schnell/langsam wie möglich

Zentralteil

6. Erstellt Gruppenfiguren

Abschluss

7. Fügt eure Bewegungen zu einer Kette zusammen
8. Abschlusskreis

Material: evtl. Musik

Einführung

1. Sagt euren Namen in unterschiedlicher Lautstärke

Sagt euren Namen der Reihe nach in normaler Lautstärke.
Nun sagt ihn bitte so laut wie möglich.
Und nun rufen wir alle unseren Namen zur gleichen Zeit so laut wie möglich.
Sagt euren Namen jetzt so leise wie möglich. Flüstert euren Namen. Zunächst der Reihe nach, und dann wieder alle zusammen.

2. Sagt euren Namen unterschiedlich schnell

Und jetzt geht es um Geschwindigkeit. Sagt bitte euren Namen so schnell wie möglich.

Die Aussprache erfolgt zuerst wieder der Reihe nach und dann simultan. Die Sequenz wird mit langsamer Aussprache des Namens wiederholt.

3. Stellt euren Namen durch Bewegung dar

Steht bitte alle auf. Wir wollen jetzt den Namen sagen und dazu eine Bewegung machen, die ihr euch wünscht.

Hierbei kann es vorkommen, dass Kinder zögern oder verblüfft sind. Es ist erforderlich, dass der/die Leiter/in die Reaktion eines jeden Kindes aufmerksam wahrnimmt und es bei der Ausführung der Bewegung unterstützt. Vielleicht verwendet das Kind bei der Aussprache seines Namens spontan Gesten und Bewegungen. Der/die Leiter/in kann dann vorschlagen, diese Bewegungen zu wiederholen.

Wenn die Ausführung der Reihe nach beendet ist, geht man zur gruppenweisen Wiedergabe über. Dazu wird nach jeder individuellen Ausführung die ganze Gruppe den Namen und die Bewegung des/der Einzelnen wiederholen.

4. Stellt euren Namen durch Bewegung des ganzen Körpers dar

Stellt bitte euren Namen durch die Bewegung des ganzen Körpers dar. Bewegt auch die Arme und Beine, Schultern, den Kopf, den ganzen Körper.

Die Bewegungen werden reihum ausgeführt.

5. Macht die Bewegungen so schnell/langsam wie möglich

Macht jetzt eure Bewegungen so schnell wie möglich.

Nachdem die schnellen Bewegungen reihum ausgeführt wurden, folgt die langsame Ausführung.

Zentralteil

6. Erstellt Gruppenfiguren

Der/die Leiter/in wählt je nach der Größe der Gruppe drei oder fünf Kinder aus und stellt dann folgende Aufgabe:

Zeigt uns eure Bewegungen und geht dann langsam zur Kreismitte. Wenn ihr euch dort trefft, macht aus euren Bewegungen eine gemeinsame Figur.

(Kinder im Vorschulalter sollen sich nur in der Kreismitte treffen, berühren und dann langsam auf ihre Plätze zurückkehren.)

Wenn die Figur beendet ist, sollen die anderen Kinder einen Namen für die Figur finden. Danach kehren die ausführenden Kinder auf ihre Plätze zurück und jeder von ihnen wählt ein weiteres Kind. Die neue Gruppe erhält die Aufforderung, mit schnellen Bewegungen in die Kreismitte zu kommen, wieder eine neue, gemeinsame Figur vorzuführen und zurückzugehen.

Jetzt wählen die Kinder zwei neue Gruppen aus. Eine Gruppe bekommt die Aufforderung, die Bewegungen langsam auszuführen, die andere schnell. Sie beginnen gleichzeitig mit der Aufgabe.

Abschluss

7. Fügt eure Bewegungen zu einer Kette zusammen

Das erste Kind im Kreis beginnt mit der Ausführung seiner Bewegungen, die anderen Kinder schließen sie dem der Reihe nach an, bis alle Kinder in die Aktivität ein-

eingeschlossen sind. Dann folgt die Aufforderung, dass sie nun ihre Bewegungen nach Wunsch verlangsamen oder beschleunigen können.

Währenddessen kann Musik eingesetzt werden, die anfangs das Tempo ändert und danach gleichmäßig ruhig bleibt.

Genug Zeit lassen. Anschließend die Kinder dazu einladen, einen Kreis zu bilden und sich an den Händen zu fassen.

8. Abschlusskreis

Gegenseitiges Grüßen durch Weitergeben eines Händedrucks im Kreis. Hierzu kann ein Lied vom Kassettenrecorder gespielt und mitgesungen werden, z.B. „Shalom - wir wollen Frieden für alle", das es in vielen Übersetzungen gibt (siehe Anhang).

Kinder-Workshop Nr. 24
Kopf, Schultern, Knie, Zehen

Einführung

1. Sagt euren Namen und fügt ein schönes Wort hinzu
2. Sagt eurem linken Nachbarn euer schönes Wort
3. Wir bilden eine Kette
4. Stellt euren Namen und euer schönes Wort durch Bewegung dar

Zentralteil

5. Kopf, Schultern, Knie, Zehen
6. Was gefällt dir am besten?

Abschluss

7. Präsentiert eure Gedanken und Bewegungen
8. Abschlusskreis

Einführung

1. Sagt euren Namen und fügt ein schönes Wort hinzu

Denkt euch ein schönes Wort aus. (Pause) *Sagt der Reihe nach euren Namen und fügt euer schönes Wort hinzu.*

2. Sagt eurem linken Nachbarn euer schönes Wort

Steht bitte auf, dreht euch zu eurem linken Nachbarn und sagt ihm nacheinander euer schönes Wort.

3. Wir bilden eine Kette

Die Kinder stellen sich hintereinander auf, schauen auf den Hinterkopf des nächsten Kindes und legen ihm die Arme auf die Schultern.

Geht bitte langsam los, so langsam wie möglich. (Pause) *Ausgezeichnet. Und jetzt schneller gehen. Lauft so schnell ihr könnt, ohne jedoch den Kreis zu unterbrechen.*

Das langsame Gehen und das schnelle Laufen kann je nach der Stimmung in der Gruppe wechselweise eine Zeit lang ausgeführt werden.

4. Stellt euren Namen und euer schönes Wort durch Bewegung dar

Überlegt einmal, wie ihr euren Namen und euer schönes Wort durch Bewegung darstellen könnt. Zeigt es uns der Reihe nach.
Macht eure Bewegung erst schnell und dann langsam.

Je nach der Größe der Gruppe wird diese Sequenz reihum oder simultan ausgeführt.

Zentralteil

5. Kopf, Schultern, Knie, Zehen

Jetzt werde ich euch ein Spiel zeigen. Wir werden es alle gleichzeitig spielen. Berührt erst den Kopf mit beiden Händen, dann die Schultern, die Knie und am Ende die Zehen. (Der/die Leiter/in macht es vor.) *Jetzt beginnen wir alle gemeinsam.*

Der/die Leiter/in gibt durch Vorsprechen den Rhythmus der Ausführung an und ändert zwischendurch die Reihenfolge. Nach einer Weile sagt er/sie „Stopp" und überprüft gemeinsam mit den Kindern, bei welchem Körperteil die meisten Kinder ihre Bewegung gestoppt haben. Danach folgt eine Frage, die im Zusammenhang mit diesem Körperteil steht.
Wenn die meisten Kinder gerade den Kopf berührt haben, kann er/sie z.B. fragen: *Was kann der Kopf alles?* Jede Antwort der Kinder wird dann in eine Handlung umgesetzt. Das jeweilige Kind geht in die Kreismitte und führt seine Idee vor. Es wird ihm vorgeschlagen, dass es auch andere zum Mitmachen einladen kann. Das Vorgehen ist für alle Körperteile gleich.
Der/die Leiter/in sollte alle Vorschläge akzeptieren, auch dann, wenn er/sie diese für unsozial hält. In diesem Fall sollte er/sie darauf achten, dass auch hier eine symbolische Ausdrucksform benutzt wird. Der/die Leiter/in vermeidet jede Moral- und Wertbestimmung.

6. Was gefällt dir am besten?

Ihr habt alle viele unterschiedliche Vorschläge, verschiedene Meinungen gehört. Sucht das aus, was euch am meisten zusagt. (Pause) *Sagt, was ihr mögt und führt vor, was ihr mögt.*

Die Sequenz wird der Reihe nach ausgeführt.
Wenn es sich um Kinder im Vorschulalter handelt, ist der Workshop hiermit beendet. Bei Schulkindern geht es wie folgt weiter:

Geh bitte zu dem Kind, das so ähnlich denkt und handelt wie du. Findet dann euren gemeinsamen Gedanken und eure gemeinsame Bewegung.

Abschluss

7. Präsentiert eure Gedanken und Bewegungen

Jede Gruppe bringt ihren gemeinsamen Gedanken zum Ausdruck und führt ihre gemeinsame Bewegung vor.

8. Abschlusskreis

Die Kinder führen ihre Bewegungen der Reihe nach auf, wobei sie sie so lange wiederholen, bis das letzte Kind integriert ist.
Der Workshop kann mit einem gemeinsamen Lied oder einem Gedicht beendet werden.

Kinder-Workshop Nr. 25
Ein gemeinsames Haus (I)

Einführung
1. Denkt darüber nach, welche verschiedenen Häuser es gibt
2. Malt ein Haus in die Luft

Zentralteil
3. Malt gemeinsam ein Haus
4. Verschönert es und gebt ihm einen Namen

Abschluss
5. Präsentiert euer gemeinsames Haus
6. Abschlusskreis

Material: DIN A4-Papier und bunte Malstifte

Einführung

1. Denkt darüber nach, welche verschiedenen Häuser es gibt

Denkt einmal darüber nach, welche verschiedenen Häuser es gibt. Überlegt, welches Haus ihr haben möchtet. Sagt euren Namen und zeigt durch Bewegung, was ihr euch vorgestellt habt.

Die Sequenz wird der Reihe nach ausgeführt.

2. Malt ein Haus in die Luft

Dieser Teil wird paarweise ausgeführt. Dazu geht jedes zweite Kind in den Kreis und dreht sich mit dem Gesicht zu seinem/r Partner/in.

Das Kind im inneren Kreis wird nun der Spiegel für das Kind im äußeren Kreis sein. Das äußere Kind malt ein Haus in der Luft. Das innere Kind folgt wie ein Spiegelbild den Bewegungen des ersten Kindes und malt also dessen Haus mit. Wenn ihr fertig seid, werden die Rollen getauscht. Jetzt wird das andere malen und das erste Kind sein Spiegel sein.

Anschließend folgt die Frage:

Mit welcher Farbe würdet ihr das Haus anmalen?

Die Kinder antworten der Reihe nach.

Zentralteil

3. Malt gemeinsam ein Haus

Die Kinder werden in Vierer-Gruppen aufgeteilt, jede Gruppe erhält einen DIN A4-Bogen und Malstifte. Jedes Kind wählt eine Farbe aus, die anderen bleiben auf dem Tisch liegen.

Jetzt werdet ihr gemeinsam ein Haus auf eine ungewöhnliche Art malen. In jeder Gruppe beginnt ein Kind mit dem Malen, wenn ich „Stopp" sage, wird es die Zeichnung an das nächste Kind weitergeben. Dieses malt weiter, bis ich wieder „Stopp" sage. Und so geht es weiter, bis die Zeichnung wieder bei dem Kind angekommen ist, das sie begonnen hat.

4. Verschönert es und gebt ihm einen Namen

Schaut euch das Haus an, das ihr gemeinsam gemalt habt. Wie gefällt es euch? Wenn ihr es möchtet, könnt ihr das Haus mit den anderen Farben verschönern. Denkt euch einen Namen für euer Haus aus.

Abschluss

5. Präsentiert euer gemeinsames Haus

Zeigt euer Haus und erzählt darüber eine Geschichte. Wer lebt darin? Wo befindet sich das Haus? Wie heißt es?

6. Abschlusskreis

Sucht euch ein beliebiges Wort aus der Geschichte über euer Haus aus. Sagt dieses Wort und schreibt es in die Luft.

Die Sequenz wird der Reihe nach ausgeführt.

Lasst uns aus diesen Wörtern ein Haus bauen. Welche Worte werden wir in das Fundament des Hauses legen? Wie werden wir die anderen Worte verteilen, damit das Haus schön, sicher und warm wird?

Warten bis die Kinder beginnen, den Hausbau zu initiieren. Wenn sie fertig sind, folgt der Kommentar:

Dies ist unser unsichtbares Heim. Es ist sicher und warm, weil wir es gemeinsam gebaut haben. Geht hinein und fühlt euch darin wohl.

Kinder-Workshop Nr. 26
Ein gemeinsames Haus (II)

Einführung
1. Schützt euren Namen
2. Schützt eure Namen gemeinsam
3. Malt ein Haus für euren Namen
4. Geht umher und ladet irgendeinen Gast ein
5. Wenn euer Haus eine Farbe wäre, welche wäre das?

Zentralteil
6. Malt gemeinsam ein Haus
7. Wie fühlt ihr euch in dem Haus?
8. Gebt eurem Haus einen Namen
9. Verbindet eure Häuser

Abschluss
10. Sagt euren Namen und den Namen eures Hauses
11. Abschlusskreis

Material: gevierteltes und halbiertes DIN A4-Papier und Malstifte, evtl. Uhr mit Sekundenzeiger, Packpapier

---

Einführung

1. Schützt euren Namen

Sprecht euren Namen so aus, indem ihr ihn mit euren Handflächen schützt. Legt eure Handflächen aufeinander und flüstert euren Namen hinein, so dass er sich geschützt fühlt und es warm hat.

2. Schützt gemeinsam eure Namen

Haltet euren Namen vorsichtig fest und verbindet zu zweit mit eurem nächsten Nachbarn eure Handflächen. Schützt gemeinsam eure Namen. (Pause) Ihr habt mit euren Handflächen ein Haus für eure Namen gebildet. Wie fühlen sie sich in einem solchen Haus?

Jeder erzählt der Reihe nach, wie sich sein/ihr Name fühlt.

3. Malt ein Haus für euren Namen

Jetzt wird sich jeder ein Haus für seinen Namen ausdenken und es in die Luft malen. Ihr malt das Haus auf folgende besondere Art und Weise. Während ein Kind malt, wird das andere wie im Spiegel mitmalen. Deshalb ist es wichtig, etwas langsamer zu malen. Wenn ihr euer Haus gemalt habt, stellt euch davor.

Wird paarweise der Reihe nach ausgeführt.

4. Geht umher und ladet irgendeinen Gast ein

Geht bitte frei im Raum herum, ladet einen Gast ein und kehrt mit ihm in den Kreis zurück.

5. Wenn euer Haus eine Farbe wäre, welche wäre das?

Die Kinder erhalten ein Viertel eines A4-Bogens und Malstifte.

Sucht euch Farben nach Wunsch für euer Haus aus und macht damit Punkte oder Linien auf das Papier, damit wir die Farben nicht vergessen. Schreibt in eine Ecke euren Namen oder malt euer persönliches Zeichen dorthin. Dann sucht euch eine Farbe aus und behaltet sie. Die anderen Farben bitte zurückgeben und das Papier aufbewahren.

Zentralteil

6. Malt gemeinsam ein Haus

Die Kinder erhalten die Hälfte des DIN A4-Bogens auf dem sie mit der ausgesuchten Farbe malen. Der/die Leiter/in sagt:

Schreibt euren Namen in eine Ecke des Blattes oder setzt euer persönliches Zeichen dahin. Wir wollen jetzt auf ungewöhnliche Weise Häuser malen. Wenn ich „Los“ sage, beginnt ihr, und wenn ich „Stopp“ sage, hört ihr wieder auf und gebt die Zeichnung eurem Nachbarn. Dieser gibt sie bei dem nächsten Stopp wieder weiter, und so weiter, bis jedes Kind seine Zeichnung wieder bekommen hat.

Wenn das alle verstanden haben, geht es los. Es sollte darauf geachtet werden, dass die Zeitspannen gleich groß sind (etwa 20 Sekunden).

7. Wie fühlt ihr euch in dem Haus?

Schaut euch die Häuser an, die wir alle gemeinsam für uns gemalt haben. Gefallen sie euch? Wie fühlt ihr euch mit ihnen und in ihnen? Habt ihr alle Farben erhalten, die ihr haben wolltet? Vergleicht das mit eurem Papier, auf dem ihr die Farben festgehalten hattet.

Es wird der Reihe nach erzählt. Es ist wichtig, dass die Kinder ihr Gefühl nicht nur an den Farben festmachen, sondern dazu ermutigt werden, ihr Gefühl insgesamt in dem Haus zum Ausdruck zu bringen. Wenn jemand nicht zufrieden ist, kann er/sie das Haus verbessern und wunschgemäß etwas hinzufügen.

8. Gebt eurem Haus einen Namen

Überlegt und sagt der Reihe nach, welchen Namen ihr eurem Haus geben würdet?

9. Verbindet eure Häuser

Hebt eure Häuser hoch, damit alle sie sehen können. Schaut euch jedes Haus an und überlegt, wo sich dieses Haus befinden sollte. Welches von den Häusern sollte in eurer Nähe sein? Was sollte sich noch in der Nähe eures Hauses befinden?

In die Kreismitte wird ein großes Packpapier gelegt, das genügend Raum für alle bietet.

Jetzt verteilt bitte eure Häuser auf diesem Papier so, dass Platz für alle da ist und sich jede/r wohl fühlt.

Die Häuser werden der Reihe nach hingelegt. Danach gehen die Kinder in den Kreis zurück.

Schaut, wo sich euer Haus befindet? Gefällt euch dieser Platz? Ihr könnt euer Haus auch noch woanders hinstellen, wenn ihr möchtet. Ihr könnt auch andere Häuser in eure Nähe verschieben, wenn das die anderen nicht stört.

Abschluss

10. Sagt euren Namen und den Namen eures Hauses

Erinnert euch an den Namen eures Hauses. Sagt der Reihe nach euren Namen und den Namen eures Hauses.

Passen die Namen zusammen? Schützen sie sich gegenseitig? Geht es ihnen gemeinsam gut? Ihr könnt den Namen des Hauses auch ändern, Worte dazu fügen, so dass sich der Name darin besser fühlt. Sicher und geschützt. Behaltet das für euch. (Pause) Nehmt jetzt das Papier mit euren Farben und faltet es in der Breite zur Hälfte, aber so, dass man auf der Außenseite euren Namen oder euer Zeichen sieht. Öffnet des Papier und schreibt auf der Innenseite Worte für euer Haus, so dass sich euer Name sicher und geborgen fühlt.

Das, was ihr jetzt gemacht habt, soll euer Schutzzeichen sein. Schützt euch und euer Haus, indem ihr dieses Zeichen zu eurem Haus klebt.

11. Abschlusskreis

Jetzt werden wir alle zusammen unsere Stadt schützen. Kommt alle in den Kreis. Haltet euch fest an den Händen. (Pause) Das ist unser Schutzwall. Wir werden ihn noch stärker machen. Sagt laut euren Namen und die Worte, die ihr geschrieben habt.

Die Sequenz wird der Reihe nach ausgeführt. Beendet wird der Workshop mit gemeinsamem kräftigen Aussprechen des Eigennamens.

Kinder-Workshop Nr. 27
Eine gemeinsame Geschichte - gemalt

Einführung
1. Erinnert euch an eure Lieblingsgeschichte oder euer Lieblingsmärchen
2. Wie beginnt eure Lieblingsgeschichte?

Zentralteil
3. Erfindet eine eigene Geschichte
4. Gebt eurer Geschichte einen Namen und verbindet sie mit den anderen

Abschluss
5. Präsentiert die gemeinsamen Geschichten
6. Abschlusskreis

Material: DIN A4-Papier, bunte Malstifte, Klebstoff

Einführung

1. Erinnert euch an eure Lieblingsgeschichte oder euer Lieblingsmärchen

Erinnert euch an eure Lieblingsgeschichte oder euer Lieblingsmärchen, das ihr gern gehört habt, als ihr klein gewesen seid. Wie hieß eure Lieblingsfigur aus dieser Geschichte? (Pause) *Sagt zuerst euren und dann seinen Namen.*

Den Kindern Zeit zum Erinnern lassen, wenn sich jemand nicht erinnern kann, sollte ihm dabei geholfen werden.

2. Wie beginnt eure Lieblingsgeschichte?

Wie beginnt eure Lieblingsgeschichte? Erinnert ihr euch daran?

Der/die Leiter/in bittet ein Kind anzufangen.

Fange bitte an, deine Geschichte zu erzählen, und wenn ich „Stopp" sage, hörst du auf. Dein Nachbar wird dann beginnen, seine Geschichte zu erzählen. So werden wir die Anfänge von allen Geschichten hören.

Je nach Größe der Gruppe muss der/die Leiter/in die Erzähldauer einschätzen und darauf achten, dass die Zeitspannen gleichmäßig bleiben. Danach werden die Kinder in Gruppen zu je vier aufgeteilt.

Zentralteil

3. Erfindet eine eigene Geschichte

Zwei DIN A4-Bögen an der Schmalseite aneinander kleben, die äußeren Schmalseiten zur Mitte falten, so dass vier gleich große Felder entstehen. Jedes Kind erhält die verbundenen Bögen und Malstifte.

Nun geht es darum, eine eigene Geschichte zu erfinden, eine ganz neue Geschichte, die noch niemand kennt. Malt den Anfang eurer Geschichte auf den ersten Teil des Papiers, darunter könnt ihr sie auch aufschreiben, wenn ihr möchtet. Wenn ich „Stopp" sage, gebt ihr das Papier eurem Nachbarn. Der wird die Geschichte dann fortsetzen. Wir werden alle zur gleichen Zeit beginnen und zur gleichen Zeit aufhören.

Genügend Zeit zum Malen lassen. Nach dem ersten „Stopp" sagt der/die Leiter/in:

Jede/r von euch hat den Beginn einer Geschichte gemalt und an den Nachbarn weitergegeben. Jetzt schaut euch den Beginn der Geschichte, die ihr bekommen habt, gut an und setzt sie im nächsten Feld fort.

Nach dem dritten „Stopp" werden die Kinder daran erinnert, dass es nun ihre Aufgabe ist, das Ende der Geschichte zu malen.
Am Schluss erhält jedes Kind die Geschichte zurück, die es begonnen hat und die von anderen beendet worden ist.

4. Gebt eurer Geschichte einen Namen und verbindet sie mit den anderen

Jetzt hat jeder von euch eine Geschichte, die noch niemand gehört hat. Ihr habt sie begonnen und die anderen haben sie beendet. Schaut euch an, was alles in dieser Geschichte passiert. Überlegt einmal, wie die Geschichte heißen kann und wer die Hauptpersonen sind.

Nach dem Vorstellen der Geschichten wird den Kindern vorgeschlagen, ihre vier Geschichten zu einer gemeinsamen zu verbinden.

Abschluss

5. Präsentiert die gemeinsamen Geschichten

Die gemeinsame Geschichte wird von einem Gruppenmitglied präsentiert, die anderen können Ergänzungen hinzufügen.

6. Abschlusskreis

Wenn alle eure Geschichten in einem Buch wären, wie würde dieses Buch heißen?

Jedes Kind schlägt der Reihe nach einen Titel vor.

Kinder-Workshop Nr. 28
Eine gemeinsame Geschichte - erzählt und gespielt

Einführung
1. Sagt euren Namen und ein Wort, das euch als Erstes einfällt
2. Verbindet die Worte zu einer Kette
3. Wir tauschen die Plätze

Zentralteil
4. Bildet einen Satz aus drei Worten
5. Macht eine gemeinsame Geschichte

Abschluss
6. Präsentiert eure Geschichten
7. Abschlusskreis

Material: Papier, Malstifte

Einführung

1. Sagt euren Namen und ein Wort, das euch als Erstes einfällt

Was fällt euch als Erstes ein, wenn ihr euren Namen hört? Sagt der Reihe nach euren Namen und das Wort, das euch eingefallen ist.

2. Verbindet die Worte zu einer Kette

Nun fügt ein neues Wort dazu, sagt zuerst euer erstes Wort und dann gleich euer zweites.

Nachdem jedes Kind der Reihe nach seine beiden Worte gesagt hat, werden Triaden gebildet, indem jedes Kind zunächst das zweite Wort seines Vorgängers und danach seine beiden eigenen Worte sagt, so dass die Worte zu einer Kette verbunden werden.
Der/die Leiter/in merkt sich die Worte für die nächste Sequenz.

3. Wir tauschen die Plätze

Der/die Leiter/in verwendet Worte, die zuvor vorgekommen sind, z.B.:

Alle Kinder, die das Wort Liebe gesagt haben, tauschen ihre Plätze.
Alle Kinder, die das Wort Blume gesagt haben, tauschen ihre Plätze.
Alle Kinder, die das Wort Blume nicht gesagt haben, tauschen ihre Plätze.

Zentralteil

4. Bildet einen Satz aus drei Worten

Jetzt werden wir aus unserer Wortkette Sätze bilden. Erinnerst du dich, welche drei Worte du gesagt hast? (Pause) *Sag uns etwas mit diesen Worten. Bilde einen oder mehrere Sätze aus diesen Worten.*

Wichtig ist es, hierbei zu berücksichtigen, dass dies für Vorschulkinder eine schwierige Aufgabe sein kann. Zur Hilfestellung kann der/die Leiter/in auf Aussagen anderer Kinder zurück greifen.
Das erste Kind wählt das nächste Kind aus dem Kreis, und das Verfahren wiederholt sich.
Anschließend sucht der/die Leiter/in sechs der genannten Worte aus, und jedes Kind wählt davon das aus, das ihm am meisten gefallen hat. Auf dieser Basis werden Kleingruppen gebildet, die sich dann einen Platz im Raum suchen.

5. Macht eine gemeinsame Geschichte

Ihr habt in jeder Gruppe eine Wortkette. Das sind die von euch vorhin genannten Worte. Sagt sie euch noch einmal und wählt drei Worte aus. Macht dann damit eine Geschichte und malt sie auf.

Da jede Gruppe mit unterschiedlichem Tempo arbeitet, sollten weitere Aktivitäten für die überlegt werden, die mit ihrer Geschichte früher fertig sind. Der/die Leiter/in kann z.B. vorschlagen, aus der Geschichte ein Rollenspiel zu machen, das später vorgeführt wird.

Abschluss

6. Präsentiert eure Geschichten

Jede Gruppe stellt ihre Geschichte vor und gibt ihr danach einen Namen. Auch die anderen Kinder können Vorschläge für die Bezeichnung der Geschichte machen. Wenn eine Gruppe möchte, kann sie ihre Geschichte auch vorführen.

7. Abschlusskreis

Lasst uns am Ende eine Kette aus den schönsten Worten bilden. Sucht euch das schönste Wort von den Wörtern aus, die ihr heute gehört habt und sagt es. Damit die Kette stark wird, macht mit dem Daumen und dem Zeigefinger ein Kettenglied und verbindet euch mit eurem/eurer Nachbar/in, so dass wir am Ende eine Kette der schönsten Wörter haben.

Kinder-Workshop Nr. 29

Wasser

Einführung
1. Sagt euren Namen so, wie ein Fluss es tun würde
2. Stellt euren Fluss durch Bewegung dar
3. Sucht euch aus eurem Namen einen „Gewässerlaut" aus
4. Schlagt Wellen im Wasser

Zentralteil
5. Wenn ihr ein Gewässer wärt, welches wäre das?
6. Stellt das Gewässer mit Farbe dar
7. Zeigt eure Bilder
8. Verbindet eure Bilder

Abschluss
9. Lasst unsere Gewässer fließen
10. Abschlusskreis

Material: Papier und Wasserfarben

Einführung

1. Sagt euren Namen so, wie ein Fluss es tun würde

Wenn ein Fluss sprechen könnte, wie würde er euren Namen aussprechen? Stellt euch vor, ihr seid ein Fluss. Ihr könnt ein schneller oder ein ruhiger, ein großer oder ein kleiner Fluss sein. Sagt euren Namen, wie euer Fluss es tun würde.

Die Sequenz wird der Reihe nach ausgeführt. Der/die Leiter/in fasst noch einmal zusammen, welche Flüsse er/sie gehört hat. Er/sie schlägt anschließend vor, alle Namen z.B. „wie ein schneller Fluss" oder „wie ein ruhiger Fluss" zu sagen.

2. Stellt euren Fluss durch Bewegung dar

Versucht einmal, eure Flüsse der Reihe nach durch Bewegung darzustellen.

Nach der Runde:

Was habt ihr gesehen? Unterscheiden sich eure Flüsse? Gibt es Ähnlichkeiten? Können wir von allen Flüssen einen gemeinsamen Fluss machen?

Der weitere Verlauf des Workshops hängt von den Antworten der Kinder ab. Wenn Ähnlichkeiten überwiegen, machen die Kinder einen gemeinsamen Fluss. Wenn die Unterschiede überwiegen, werden die Kinder in Kleingruppen nach Ähnlichkeit der Bewegungen aufgeteilt, und jede Gruppe macht ihren Fluss.

Jede Gruppe ist nun ein Fluss. Stellt euch bitte so auf, dass es wie ein Fluss aus-sieht. (Pause) Das erste Kind beginnt mit seiner Bewegung. Dann schließt sich das Nachbarkind an und so weiter bis der ganze Fluss fließt. Lasst eure Flüsse fließen.

3. Sucht euch aus eurem Namen einen „Gewässerlaut" aus

Erinnert euch an das Wasser in der Natur. Welche Gewässer habt ihr schon gese-hen? (Pause) Sucht euch ein Gewässer aus und behaltet das für euch, sagt es nicht. (Pause) Habt ihr ein Gewässer ausgesucht? (zustimmende Antworten abwarten) Gut. Jetzt machen wir Folgendes: Nehmt euren Namen und sucht einen Laut aus, der am meisten eurem Gewässer ähnelt. (Pause) Wir wollen jetzt alle Gewässer miteinander verbinden, indem das erste Kind seinen Gewässerlaut sagt. Dann schließt sich sein Nachbarkind mit seinem Laut an, und so geht es weiter, bis der Kreis geschlossen ist und alle gleichzeitig ihren Laut sagen.

4. Schlagt Wellen im Wasser

Jetzt soll das Gewässer Wellen bekommen. Dazu sagt bitte einzeln, der Reihe nach eure Laute. Wenn ich den Arm hochhebe, geht es in entgegengesetzter Richtung weiter. Also, immer, wenn ich den Arm hochhebe, ändert ihr die Richtung.

Zentralteil

5. Wenn ihr ein Gewässer wärt, welches wäre das?

Erinnert euch noch einmal an die Gewässer, die ihr kennt. Wenn ihr ein Gewässer wärt, welches wäre das?

Die Kinder berichten der Reihe nach über ihre Wahl.

6. Stellt das Gewässer mit Farbe dar

Die Kinder erhalten Papier und Wasserfarben.

Stellt euch vor, ihr seid jetzt das Gewässer, das ihr eben ausgesucht habt. Versucht, dieses Gewässer mit den Fingern zu malen. Ihr könnt beliebige Farben verwenden und so viel Papier, wie ihr benötigt.

Den Kindern sollte so viel Zeit gegeben werden, wie sie brauchen. Wenn ein Kind schnell fertig wird, kann der/die Leiter/in mit ihm über das Bild sprechen.

7. Zeigt eure Bilder

Zeigt eure Bilder, damit alle sie sehen können und erzählt, was ihr dazu gedacht habt.

8. Verbindet eure Bilder

Geht zu den Kindern, deren Bilder eurem ähneln, und macht dann ein gemeinsames Bild. Legt eure Bilder auf die Erde und verbindet alle Ozeane, verbindet alle Meere, alle Seen, alle Flüsse.

Danach:

Alle Ozeane, alle Meere, alle Seen, alle Flüsse sind jetzt zusammen. Lasst sie uns jetzt so verbinden, wie sie auch in der Natur verbunden sind.

Abschluss

9. Lasst unsere Gewässer fließen

Verteilt euch so im Raum, wie die Gewässer in der Natur verbunden sind. Jedes Wasser beginnt an einer Quelle. Deshalb sollen sich zuerst die Quellen zusammen stellen. Daran schließen sich dann in der gleichen Reihenfolge wie in der Natur die anderen Gewässer an.

Wenn die Kinder sich verteilt haben, sagt der/die Leiter/in:

Lasst unsere Gewässer nun fließen. Jede/r stellt sich durch Bewegung und Stimme vor, ohne sich vom Platz zu bewegen. (Pause) *Die Quellen fließen* (Pause)*, die Bäche und Flüsse fließen* (Pause)*, die Seen, Meere und Ozeane schlagen Wellen.*

10. Abschlusskreis

Bitte geht jetzt in den Kreis zurück. Wir wollen uns mit unseren Bewegungen verabschieden. Alle Quellen machen ihre Quellen-Bewegung, alle Flüsse ihre Fluss-Bewegung. Danach folgen die Seen, Meere und Ozeane. Zum Schluss machen wir als Abschiedsgruß alle unsere Bewegungen zugleich.

Kinder-Workshop Nr. 30
Wind

Einführung
1. Sagt statt eures Namens die Stimmen des Windes
2. Sagt euren Namen so, dass er der Stimme des Windes ähnelt
3. Geht gegen den Wind

Zentralteil
4. Wo spürt ihr den Wind?
5. Wie spürt ihr den Wind?
6. Wenn ihr ein Wind wärt, welcher wäre das?
7. Zeigt ihn durch Bewegung und Geräusche
8. Was würdet ihr als Wind machen?
9. Verbindet die Winde durch eine gemeinsame Geschichte

Abschluss
10. Präsentiert eure Geschichten
11. Abschlusskreis

Material: Papier und Malstifte

Einführung

1. Sagt statt eures Namens die Stimmen des Windes

Habt ihr schon einmal dem Wind gelauscht? Hat der Wind eine Stimme? (Pause)
Erinnert euch an die Stimmen des Windes. Sagt statt eures Namens die Stimmen des Windes.

Die Sequenz erfolgt der Reihe nach, danach gemeinsam.

2. Sagt euren Namen so, dass er der Stimme des Windes ähnelt

Versucht jetzt euren Namen so auszusprechen, dass er der Stimme des Windes ähnelt.

Die Namen werden der Reihe nach und danach gemeinsam ausgesprochen.

3. Geht gegen den Wind

Dreht euch jetzt bitte alle zum Fenster. Stellt euch vor, dass durch das Fenster plötzlich ein starker Wind weht. Versucht, gegen diesen Wind zu gehen. Es ist nicht

131

leicht, gegen den Wind zu gehen. Er macht es euch schwer. Zeigt, wie ihr gegen den Wind geht. (Pause) Sehr gut.

Jetzt dreht euch bitte um, so dass euch der Wind in den Rücken weht. Zeigt, wie man mit dem Wind geht. (Pause)

Nun stellt euch vor, ihr wärt draußen. Der Wind weht, und er wechselt ständig seine Richtung. Mal bläst er euch in den Rücken, mal ins Gesicht, mal seitlich. Zeigt, wie ihr geht, wenn der Wind seine Richtung ändert. Passt auf, dass der Wind euch nicht wegbläst. Ihr könnt euch an den Händen festhalten.

Zentralteil

4. Wo spürt ihr den Wind?

Nun bleibt stehen und spürt den Wind. Wo spürt ihr ihn? Im Gesicht, in den Haaren, an den Händen, an den Beinen, am ganzen Körper? Zeigt der Reihe nach, wo ihr den Wind überall spürt.

5. Wie spürt ihr den Wind?

Wie spürt ihr den Wind? Streichelt er, oder peitscht er? Ist der Wind sanft oder stark? Warm oder kalt? Zeigt es der Reihe nach durch Bewegung.

6. Wenn ihr ein Wind wärt, welcher wäre das?

Es gibt viele unterschiedliche Winde (Frühlingswind, leichter Wind, Herbstwind). Wenn ihr ein Wind wärt, welcher wäre das?

Die Kinder sagen es der Reihe nach.

7. Zeigt ihn durch Bewegung und Geräusche

Stell dir vor, du wärst der Wind, den du ausgesucht hast. Zeig ihn uns durch Bewegung und Stimme. Während du das machst, zeigen die Anderen, wie sie sich bewegen, wenn ein solcher Wind weht.

Wird der Reihe nach ausgeführt.

8. Was würdet ihr als Wind machen?

Stellt euch noch einmal vor, ihr seid der Wind, den ihr ausgesucht habt. Was würdet ihr alles machen, wenn ihr dieser Wind wärt? Malt es bitte auf.

Die Kinder erhalten Papier und Malstifte. Anschließend stellt jedes Kind seine Arbeit vor. Dann werden die Kinder in Gruppen nach Ähnlichkeit der Winde aufgeteilt.

9. Verbindet die Winde durch eine gemeinsame Geschichte

Jede Gruppe macht eine Geschichte.

10. Präsentiert eure Geschichten

Jetzt wollen wir alle Geschichten hören. Besprecht bitte unter euch, wer eure gemeinsame Geschichte erzählen wird. Die anderen Kinder eurer Gruppe werden während der Erzählung den Wind durch ihre Bewegungen darstellen.

Wenn alle Gruppen fertig sind, werden sie gefragt, welchen Namen sie allen Geschichten zusammen geben würden.

11. Abschlusskreis

Wir wollen jetzt alle Winde vereinigen, so dass eure gemeinsame Kraft zu sehen ist. Stellt euch vor, ihr würdet alle ein warmer und sanfter Wind sein, der alles, was er berührt, streichelt. Zeigt dies durch Bewegung und Stimmen. (Pause) *Langsam wandelt ihr euch in einen starken und kalten Wind um.* (Pause) *Ihr werdet immer stärker, ihr werdet zu einem Sturm.* (Pause)

Jeder Sturm kommt und geht. Jetzt lässt der Sturm nach. Beruhigt den Sturm und werdet wieder zu einem sanften Wind, der alles streichelt. (Pause) *Nun hat der Wind aufgehört, und alles ist ruhig.*

Da es vorkommen kann, dass einige Kinder den Sturm nicht so leicht aufgeben, sollte die Anleitung mit beruhigender Stimme und eventuell wiederholt gesprochen werden. Am Ende sollten die Kinder wieder zur Ruhe gefunden haben und kurze Zeit in der Stille verweilen.

Workshops für Erwachsene

Die Workshops für Erwachsene sind für alle Erwachsenen einer Gemeinschaftsunterkunft offen, unabhängig von Herkunft, Alter, Geschlecht, Bildung ..., damit Vielfalt und Reichtum menschlicher Erfahrungen und Individualität in die gemeinsame Interaktion einfließen können.

Die ersten der folgenden Workshops haben zum Ziel, Veränderungen der allgemeinen psychologischen Situation durch Veränderung der persönlichen und sozialen Wahrnehmung anzuregen. In den späteren Workshops leiten wir schrittweise den Prozess ein, auch symbolische Ausdrucksmittel wahrnehmen und benutzen zu können. Wir haben die Erfahrung gemacht, dass zu Beginn eines Workshop-Programms symbolischen Ausdrucksmitteln oft mit Widerstand begegnet wird. Wenn jedoch die Anfangshürden überwunden sind, können hiermit grundlegende positive Veränderungen angeregt werden. Es hat sich gezeigt, dass der Prozess der *„Entdeckung eines in meinem Inneren verborgenen Schatzes"* auch mit Erwachsenen möglich ist, obwohl er meist viel langsamer als bei Kindern stattfindet.

Erwachsenen-Workshop Nr. 1

Erwartungen

Einführung
1. Wir stellen uns gegenseitig vor
2. Wir wollen beginnen, uns die Namen zu merken
3. Wir wollen beginnen, uns etwas näher kennen zu lernen

Zentralteil
4. Was erwarten Sie von unserer gemeinsamen Zeit?
5. Was können wir gemeinsam erreichen?
6. Wir listen die Erwartungen auf

Abschluss
7. Wir geben den Erwartungen eine Reihenfolge
8. Abschlusskreis

Material: Papier und Filzstifte, Packpapier

Einführung

1. Wir stellen uns gegenseitig vor

Vielen Dank, dass Sie unserer Einladung gefolgt sind und etwas Zeit mit uns gemeinsam verbringen möchten. Wir haben Ihnen, als wir uns beim Vorstellungstreffen[4] das erste Mal begegnet sind, einen Überblick über unsere Arbeit und unsere Arbeitsweise gegeben. Unser Wunsch ist es, Sie kennen zu lernen, mit Ihnen zusammen zu sein, unsere Gedanken und Gefühle auszutauschen, damit wir einander Stütze und Unterstützung sind angesichts der Ereignisse, die uns alle belasten. Wir haben beim ersten Treffen miteinander gesprochen und gegenseitig ein wenig über uns erfahren. Heute wollen wir uns noch besser kennen lernen. Lassen sie uns mit dem Namen beginnen.

Hierbei können starke Emotionen auftreten. Der/die Leiter/in sollte darauf vorbereitet sein, um sie auffangen zu können und unterstützend zu wirken.
Er/sie selber beginnt mit der Namensnennung. Danach geht es der Reihe nach weiter. Anschließend folgt für eine zweite Runde die Aufforderung:

---

4 Vor Beginn der eigentlichen Workshops ist es sinnvoll, in einer feierlichen Runde – z.B. bei Kaffee, Limonade und Kuchen – die Arbeit der Workshops vorzustellen und Erwachsene und Kinder dazu einzuladen.

Damit wir uns noch besser hören können, sprechen Sie ihren Namen bitte mit lauter Stimme aus.
Ich schlage vor, wir sagen unsere Namen jetzt alle gleichzeitig und ebenso mit lauter Stimme.

2. Wir wollen beginnen, uns die Namen zu merken

Weil dies unser erstes Treffen ist, möchten wir uns Ihre Namen merken. Sie können uns auf folgende Art dabei helfen: Die Person neben mir sagt ihren Namen und den Namen ihres nächsten Nachbarn. Der/die Nachbar/in wird dann den Namen des/der Vorgänger/in, den eigenen Namen und den Namen des Nachfolgenden sagen. So geht es dann weiter bis zum Ende des Kreises.

Zum Schluss wiederholt der/die Leiter/in alle Namen und fügt den eigenen hinzu.

3. Wir wollen beginnen, uns etwas näher kennen zu lernen

In der nun folgenden Runde geht es darum, sich näher vorzustellen. Der/die Leiter/in beginnt. Dabei ist es wichtig, das richtige Maß zu finden, damit sich die anderen aufgemuntert fühlen, über sich selbst zu sprechen. Zugleich sollte das Gesagte auch persönlich und nicht nur oberflächlich beschreibend sein. Jede/r Teilnehmer/in hat die Möglichkeit, so viel über sich zu sagen, wie er/sie möchte. Wenn jemand nicht sprechen möchte, wird auch das akzeptiert. Andererseits kann es auch vorkommen, dass jemand ein sehr starkes Bedürfnis hat, über sich zu erzählen. Wenn der/die Leiter/in merkt, dass dies eine schlechte Stimmung in der Gruppe erzeugt, kann sie die Person z.B. darauf hinweisen, dass beim nächsten Treffen genügend Zeit vorhanden sein wird, weiter zu erzählen oder dass nach dem Workshop das Gespräch fortgesetzt werden kann.

Zentralteil

4. Was erwarten Sie von unserer gemeinsamen Zeit?

Für diese Sequenz werden Papier und Filzstifte benötigt.

Jetzt wissen wir schon etwas mehr übereinander. Nun wollen wir schauen, welche Erwartungen wir mit unserem gemeinsamen Treffen verbinden. Überlegen Sie bitte, was Ihre Erwartungen sind. (Pause) Wenn Sie möchten, schreiben Sie sie auf.

Nicht drängen, genügend Zeit zum Überlegen lassen. Wenn der/die Leiter/in merkt, dass alle fertig sind, beginnt der Austausch darüber. Auch die Leiter/innen nehmen daran teil. Der Austausch kann der Reihe nach oder als überkreuzte Interaktion erfolgen, je nach der Stimmung in der Gruppe. Hierbei können auch Erwartungen genannt werden, die sich auf die materielle Situation der Flüchtlinge beziehen. Deshalb kann es wichtig sein, noch einmal herauszustellen, worauf unsere Workshoparbeit abzielt.

5. Was können wir gemeinsam erreichen?

Wir haben unsere Erwartungen gehört. Was meinen Sie, was wir davon gemeinsam erreichen können?

Um alle Teilnehmenden aktiv zu beteiligen, werden sie angeregt, der Reihe nach über die Erwartungen zu sprechen, die in diesen Workshops gemeinsam erfüllt werden können.

6. Wir listen die Erwartungen auf

Um unsere Erwartungen, von denen wir meinen, dass wir sie ermöglichen können, gegenwärtig zu haben, halten wir sie nun auf einem großen Packpapier fest.

> *Hinweis:* Wenn die Gruppe groß ist, kann sie jetzt in zwei kleinere Gruppen, nach Ähnlichkeit der geäußerten Erwartungen aufgeteilt werden. Jede Gruppe wird von einem/r Leiter/in betreut und erstellt eine Liste ihrer Erwartungen. Anschließend werden beide Gruppen wieder zusammen geführt und erarbeiten dann eine Liste der Prioritäten.

Abschluss

7. Wir geben den Erwartungen eine Reihenfolge

Schauen wir uns jetzt noch einmal die Liste unserer Erwartungen an. Alle Erwartungen sind bedeutend. Doch vielleicht sind einige von ihnen für uns so wichtig, dass wir sie als Erstes erreichen möchten. Wir wollen deshalb jetzt eine Reihenfolge festlegen. Versuchen Sie, die wichtigsten auszuwählen und der Reihe nach zu benennen.

Eine der Mitarbeiter/innen markiert auf der Liste die ausgewählten Erwartungen. Es kann vorkommen, dass Teilnehmer/innen Widerstand leisten, destruktiv wirken oder Hilflosigkeit ausdrücken. Der/die Leiter/in sollte auf solche Situationen eingestellt sein und darauf achten, dass sich die Gruppe auf die konstruktiven Beiträge stützt. Ein Vorschlag ist, bei destruktiven Vorkommnissen die Reaktionen der anderen abzuwarten und konstruktive Vorschläge zum Umgang damit zu unterstützen. Wenn jemand sich nicht an die Reihenfolge halten kann, wird er/sie an die gemeinsam festgelegten Absprachen und Regeln für die Workshops erinnert und gebeten, diese einzuhalten.

8. Abschlusskreis

Zum Schluss wollen wir zunächst eine Runde machen, in der jede Person kurz sagt, was sie über den heutigen Workshop denkt und wie sie sich fühlt.
In einer zweiten Runde wollen wir uns nun verabschieden, indem der Reihe nach jede/r seinen/ihren Namen sagt und dazu dem nächsten Nachbarn die Hand gibt.

Erwachsenen-Workshop Nr. 2
Ich jetzt und hier

Einführung
1. Die neu Teilnehmenden stellen sich vor
2. Gibt es noch wichtige Gedanken zum letzten Treffen?
3. Sagen Sie Ihren Namen und den Namen des Ortes, in dem Sie zuletzt gelebt haben
4. Sagen Sie Ihren Namen und fügen Sie ein Wort hinzu, das Ihnen spontan einfällt

Zentralteil
5. Erzählen Sie etwas über sich, das Ihnen wichtig ist
6. Wie würden Sie sich heute beschreiben?
7. Wie würden Sie sich früher beschreiben?
8. Haben Sie sich verändert?
9. Wie haben Sie sich verändert?
10. Finden Sie heraus, ob an den Veränderungen etwas gemeinsam ist

Abschluss
11. Präsentieren Sie die Ergebnisse der Gruppenarbeit
12. Abschlusskreis

Einführung

1. Die neu Teilnehmenden stellen sich vor

Ist jemand neu unter uns? (Pause) *Stellen Sie sich bitte vor. Sagen Sie uns Ihren Namen und erzählen Sie etwas über sich, wenn Sie möchten.*

Nachdem sich die neuen Teilnehmenden vorgestellt haben, stellen sich auch der/die Leiter/in sowie alle anderen vor. Da dies das zweite Treffen ist, geschieht es häufig, dass neue Teilnehmenden dazu kommen. Uns ist es wichtig, dass sie in die Workshop-Arbeit einbezogen werden.

2. Gibt es noch wichtige Gedanken zum letzten Treffen?

Wir haben uns eine Woche nicht gesehen. Wie haben Sie das vergangene Treffen erlebt? (Pause) *Was hat Ihnen gefallen, was hat Sie gestört?* (Pause) *Sind Ihnen in der Zwischenzeit dazu noch wichtige Gedanken gekommen, die Sie uns allen in der Gruppe oder uns als Leiter/innen mitteilen möchten?*

Der Austausch erfolgt frei, es muss nicht der Reihe nach gehen. Auch wenn es nach der Frage zunächst ruhig bleiben sollte, sollte eine Reaktion der Teilnehmenden abgewartet und nicht mit dem eigenen Kommentar begonnen werden.

3. Sagen Sie Ihren Namen und den Namen des Ortes, in dem Sie zuletzt gelebt haben

Wir kommen jetzt zu unseren Namen zurück. Sprechen Sie Ihren Namen laut aus, so wie wir es das letzte Mal gemacht haben, und fügen Sie den Namen des Ortes in dem Sie zuletzt gelebt haben, bei.

Die Aussprache erfolgt der Reihe nach. Kurze Kommentare über die Orte sollten einfach stehen gelassen werden.

4. Sagen Sie Ihren Namen und fügen Sie ein Wort hinzu, das Ihnen spontan einfällt

Sagen Sie jetzt bitte Ihren Namen und fügen Sie ein Wort hinzu, das Ihnen spontan einfällt.

Der/die Leiter/in beginnt, dann geht es der Reihe nach. Jede Assoziation wird akzeptiert.

Zentralteil

5. Erzählen Sie etwas über sich, das Ihnen wichtig ist

Denken Sie ein wenig über sich nach und erzählen Sie etwas über sich. Zum Beispiel etwas Schönes oder etwas, das für Sie wichtig ist. Sagen Sie, was Sie möchten.

Die Sequenz wird der Reihe nach ausgeführt. Falls jemand nicht sprechen möchte oder kann, sollte der/die Leiter/in ihn/sie vorsichtig ermuntern und unterstützen, aber nicht drängen.

6. Wie würden Sie sich heute beschreiben?

Denken Sie jetzt bitte darüber nach, wie Sie heute sind. Was könnten Sie über sich selbst sagen? Wie könnten Sie sich beschreiben? Wie sind Sie heute?

Die Sequenz wird der Reihe nach ausgeführt.

7. Wie würden Sie sich früher beschreiben?

Erinnern Sie sich bitte jetzt an die Zeit vor dem Krieg (oder: vor der Flucht). Wie waren Sie damals? Beschreiben sie uns, wie Sie damals waren.

Hier ist es sehr wichtig, eine angemessene Zeit zu finden. Die Pause zum Überlegen darf nicht zu lang sein, damit die Erinnerungen nicht allzu weit reichen. Deshalb sollte nach einer kurzen Pause die Aufforderung zum Beginnen gegeben werden. Die Antworten und Selbst-Beschreibungen werden dann der Reihe nach gegeben.

8. Haben Sie sich verändert?

Wenn Sie sich vergleichen: heute und früher: Stellen Sie einen Unterschied fest? Haben Sie sich verändert?

Jede/r sollte kurz sagen, ob er/sie sich verändert hat. Wenn jemand über seine Veränderungen mehr sagen möchte, sollte auch das möglich sein.

9. Wie haben Sie sich verändert?

Warum denken Sie, dass Sie sich verändert haben? Erzählen Sie uns, worin Ihre Veränderung besteht.

Jede/r soll genügend Zeit erhalten, um das zu erzählen, was er/sie möchte. Die anderen sollten ohne Kommentare oder Bewertungen zuhören.
Danach werden je nach Ähnlichkeit der individuellen Veränderungen Kleingruppen gebildet, die jeweils von einem/r der Leiter/innen angeleitet werden. Die Teilnehmenden, die keine Veränderungen festgestellt haben, schließen sich einer beliebigen Gruppe an. Wenn es mehrere Personen gibt, können auch sie eine eigene Gruppe bilden und darüber sprechen, warum sie sich nicht verändert haben. Nach unseren Erfahrungen war dies aber jeweils nur bei Einzelnen der Fall.
Da es sich erst um den zweiten Workshop handelt, kann es zu Widerständen gegen die Aufteilung in Kleingruppen kommen. In diesem Fall sollte der/die Leiter/in auf den Nutzen von kleineren Gruppen aufmerksam machen.

10. Finden Sie heraus, ob an den Veränderungen etwas gemeinsam ist

Sprechen Sie miteinander über die Veränderungen. Was hat sich in Ihnen und um Sie herum verändert? Warum haben Sie sich verändert? Wie haben Sie sich verändert? Worin besteht diese Veränderung? Versuchen Sie die Ähnlichkeiten und Unterschiede zwischen Ihnen heraus zu finden.

Abschluss

11. Präsentieren Sie die Ergebnisse der Gruppenarbeit

Je eine/r der Teilnehmenden stellt die Arbeit der Kleingruppe vor.

Worüber haben Sie gesprochen, was ist Ihr gemeinsamer Eindruck? Was ist an Ihren Veränderungen gemeinsam?

12. Abschlusskreis

Stellen Sie sich vor, Sie würden Ihre Veränderung in den Händen halten. Wie schwer würde Sie wiegen? Zeigen Sie uns, wie schwer Ihre Veränderung wiegt.

Die Ausführung erfolgt der Reihe nach.

Zum Schluss wollen wir wieder eine Runde machen, in der jede Person kurz sagt, was sie über den heutigen Workshop denkt und wie sie sich fühlt.
Als Allerletztes wollen wir uns mit unserem Namen verabschieden. Erinnern Sie sich, wie Sie Ihren Namen heute am Anfang des Workshops gesagt haben? Bitte

sprechen Sie ihn zuerst noch einmal genauso aus und dann auf eine beliebige ande-
re Art.

Erwachsenen-Workshop Nr. 3
Glücksboten/gute Omen

Einführung
1. Sagen Sie Ihren Namen
2. Wie haben Sie das letzte Treffen erlebt?
3. Sprechen Sie Ihren Namen so aus, wie Sie es möchten
4. Gefällt Ihnen Ihr Name?
5. Wie werden Sie am liebsten gerufen?

Zentralteil
6. Wissen Sie, wie Sie Ihren Namen erhalten haben?
7. Sind Ihnen Begebenheiten, Überlieferungen oder Bräuche bekannt, die als Glücksboten oder gute Omen gelten?
8. Haben Sie persönliche gute Omen?
9. Was könnte Sie hier und jetzt glücklich machen?
10. Was könnten wir machen, damit unsere Wünsche in Erfüllung gehen?
11. Was würden Sie als Überlieferung an kommende Generationen hinterlassen?

Abschluss
12. Präsentieren Sie die Ergebnisse der Gruppenarbeit
13. Abschlusskreis

Material: DIN A5-Papier und Filzstifte, Packpapier

Einführung

1. Sagen Sie Ihren Namen

Alle sagen der Reihe nach ihren Namen. So erhalten auch neue Teilnehmende die Gelegenheit, sich vorzustellen.

2. Wie haben Sie das letzte Treffen erlebt?

Wir haben uns eine Woche nicht gesehen. Wie haben Sie das vergangene Treffen erlebt? (Pause) *Was hat Ihnen gefallen, was hat Sie gestört?* (Pause) *Sind Ihnen in der Zwischenzeit dazu noch wichtige Gedanken gekommen, die Sie uns allen in der Gruppe oder uns als Leiter/innen mitteilen möchten?*

Der Austausch erfolgt frei, es muss nicht der Reihe nach gehen. Auch wenn es nach der Frage zunächst ruhig bleiben sollte, sollte eine Reaktion der Teilnehmenden abgewartet und nicht mit dem eigenen Kommentar begonnen werden.

3. Sprechen Sie Ihren Namen so aus, wie Sie es möchten

Sprechen Sie dieses Mal Ihren Namen auf eine besondere Art aus, so, wie Sie es möchten: leise, laut, wütend, müde, fröhlich.

Die Sequenz kann mehrmals wiederholt werden, wobei der Name jedes Mal anders ausgesprochen wird.
Zum Abschluss dieser Sequenz sollen die Namen von allen gemeinsam ausgesprochen werden. Auch das kann mehrmals wiederholt werden. Zusätzlich kann man vorschlagen, dabei einen gemeinsamen Ausdruck zu finden.

4. Gefällt Ihnen Ihr Name?

Auf diese Frage soll der Reihe nach geantwortet werden. Es sind sowohl kurze Antworten wie auch detailliertere Erklärungen möglich.

5. Wie werden Sie am liebsten gerufen?

Verschiedene Menschen sprechen jede/n von uns auf unterschiedliche Weise an. Manchmal gefällt uns das, manchmal stört es uns. Erzählen Sie uns, wie Sie am liebsten angeredet werden?

Die Sequenz wird der Reihe nach ausgeführt, anschließend folgt die nächste Runde:

Bitte sagen Sie noch einmal, wie Sie gerufen werden möchten, damit wir Sie dann gemeinsam so rufen können.

Zentralteil

6. Wissen Sie, wie Sie Ihren Namen erhalten haben?

Die Geburt eines Kindes gilt oft als ein freudiges Ereignis; die Auswahl des Namens für das Kind ist eine wichtige Handlung. Jeder Name hat seine spezielle Bedeutung und sowohl die Eltern als auch die Verwandtschaft knüpfen an ihn jeweils ihre Erwartungen. (Pause) Wissen Sie, wie Sie Ihren Namen erhalten haben und was Ihr Name bedeutet?

Wenn dabei auch Volksbräuche, familiäre Traditionen oder bestimmte soziale Zusammenhänge erwähnt werden, sollte dazu ermutigt werden, mehr darüber zu erzählen.

7. Sind Ihnen Begebenheiten, Überlieferungen oder Bräuche bekannt, die als Glücksboten oder gute Omen gelten?

In unserer Kultur gibt es - wie in jeder Kultur - viele unterschiedliche Überlieferungen, Bräuche und Begebenheiten, die als Glücksboten oder als gute Omen angesehen werden. So wird z.B. gesagt, dass ein in der weißen Plazenta geborenes Kind glücklich werden wird. (Pause) Ist Ihnen das bekannt? Haben Sie von etwas Ähnlichem gehört? Erzählen Sie uns Überlieferungen oder Bräuche, die als Glücksboten gelten?

Diese Sequenz ist der wichtigste Teil dieses Workshops. Die Teilnehmenden erinnern oft eine Vielzahl von Überlieferungen und Bräuchen. Mit Empathie sollte der Leiter/die Leiterin das Erzählungen unterstützen.

8. Haben Sie persönliche gute Omen?

Jeder von uns wünscht sich hin und wieder ein gutes Omen. Oft erinnern wir uns an sie, wenn wir einem Problem, einer Schwierigkeit gegenüber stehen. Es gibt den Glauben, dass ein vierblättriges Kleeblatt Glück bringt. Viele freuen sich über ein solches Kleeblatt, bewahren es auf oder tragen es bei sich. In Japan gilt dasselbe für Kirschblüten, weil man dort glaubt, sie würden Glück bringen. Was sind Ihre Glücksboten?

9. Was könnte Sie hier und jetzt glücklich machen?

Überlegen Sie bitte, was Sie hier und jetzt glücklich machen könnte. Behalten Sie das für sich.

Nach einer Weile erhalten die Teilnehmenden einen DIN A5-Bogen und Filzstifte.

Schreiben Sie bitte Ihre Wünsche auf dieses Papier. Sie können dies als Satz oder als einzelnes Glückswort festhalten oder Sie können ein Glückszeichen malen.
Lassen Sie uns jetzt erzählen. Was würde Sie glücklich machen? (Pause) *Sagen Sie Ihre Wünsche und Ihr Glückswort oder zeigen Sie uns Ihr Glückszeichen. Wer möchte, kann beginnen.*

Nach dem Austausch werden Zweier-, Dreier- oder Vierer-Gruppen nach Ähnlichkeit der Aussagen gebildet.

10. Was könnten wir machen, damit unsere Wünsche in Erfüllung gehen?

Sprechen Sie bitte in der Gruppe darüber, wie Ihre Wünsche in Erfüllung gehen können. Wie könnten Sie selber glücklich werden, und was könnten wir dafür tun?

Wenn jemand sagt „mich kann nichts mehr glücklich machen", wird der Gruppe vorgeschlagen, für diese Person besondere gute Omen und Glücksworte zu finden, die ihr dann geschenkt werden.

11. Was würden Sie als Überlieferung an kommende Generationen hinterlassen?

Versuchen Sie nun in der Kleingruppe eine gemeinsame Botschaft zu formulieren, die eine Überlieferung an kommende Generationen sein könnte. Eine Überlieferung an unsere Kinder, damit sie glücklich werden.

Die Überlieferungen werden gemeinsam auf ein großes Blatt Packpapier geschrieben. Es können auch Glückszeichen hinzugefügt werden.

12. Präsentieren Sie die Ergebnisse der Gruppenarbeit

Jede Gruppe teilt ihre gemeinsame Botschaft mit und stellt diese vor. Danach können alle Botschaften in eine gemeinsame integriert werden.
Die Überlieferung verdient Achtung und wird für gemeinsame Workshops mit den Kindern aufbewahrt.

13. Abschlusskreis

Erzählen Sie uns, wie Sie sich fühlen?
Was meinen Sie: Werden kommende Generationen die heute erarbeiteten Überlieferungen, die wir ihnen hier gegeben haben, verstehen und akzeptieren?
Erinnern Sie sich jetzt bitte an ein Ihnen nahe stehendes Kind, an einen Jungen oder an ein Mädchen. (Pause) Sagen Sie zunächst den Namen des Kindes und dann Ihren eigenen.
Nun stehen wir alle auf und sprechen der Reihe nach mit Kraft und Hoffnung jeden unserer Namen jeweils alle gemeinsam aus.

Erwachsenen-Workshop Nr. 4

Menschenrechte

Einführung
1. Sprechen Sie Ihren Vornamen so aus, wie Sie es möchten
2. Ich versuche, alle Vornamen zu erinnern
3. Wie haben Sie die letzten Treffen erlebt?
4. Was würden Sie an unseren Treffen verändern?

Zentralteil
5. Welches sind die grundlegenden Menschenrechte?
6. Welche der Menschenrechte sind für Sie die wichtigsten?
7. Hat es Sinn, sich hier und jetzt mit Menschenrechten zu befassen?
8. Was verbinden Sie persönlich mit den Menschenrechten?
9. Welche dieser Rechte sind für uns die wichtigsten?
10. Wir stellen die Gewichtung der Rechte grafisch dar

Abschluss
11. Wir analysieren unsere Grafik
12. Abschlusskreis

Material: DIN A4-Papier und Filzstifte, Packpapier

Einführung

1. Sprechen Sie ihren Vornamen so aus, wie Sie es möchten

Der Reihe nach sagt jede/r seinen/ihren Vornamen auf die Art und Weise, wie er/sie es möchte.

2. Ich versuche, alle Vornahmen zu erinnern

Bitte sagen Sie Ihren Vornamen noch einmal, langsam und laut. Ich werde anschließend versuchen, alle Ihre Vornamen zu erinnern und zu wiederholen.

Diese Sequenz ist sehr wichtig, weil in der persönlichen Ansprache mit den eigenen Namen den Flüchtlingen eine Wertschätzung entgegen gebracht wird, die sie sonst eher selten erfahren.

3. Wie haben Sie die letzten Treffen erlebt?

Wie haben Sie die letzten Treffen erlebt? Was denken Sie heute darüber?

Wir haben die Erfahrung gemacht, dass hier gerne über die persönlichen Erlebnisse im Workshop berichtet wird.

4. Was würden Sie an unseren Treffen verändern?

Würden Sie etwas an unseren Treffen verändern? Was würden Sie verändern? (Pause) Jede/r hat das Recht, sein Lebensumfeld zu verändern, damit er/sie sich selbst und seine/ihre Mitmenschen sich besser fühlen und besser leben können. Wir sind neugierig auf Ihre Ideen und Anregungen.

Hier ist es wichtig, den Wunsch nach Veränderung anzuregen und zu unterstützen, deshalb sollte jede Idee ernst genommen werden. Es sollte versucht werden, aus jeder Kritik einen konstruktiven Veränderungsvorschlag zu entwickeln. So könnte z.B. aus einem *„Ich will nicht"* ein *„Ich möchte lieber"* entstehen.

Zentralteil

5. Welches sind die grundlegenden Menschenrechte?

In dem heutigen Workshop wollen wir uns mit den Menschenrechten beschäftigen. Verbinden Sie etwas mit den Menschenrechten? Haben Sie eine Vorstellung davon, was für Sie Menschenrechte sind? (Pause) Vielleicht erscheinen Ihnen diese Fragen merkwürdig oder nicht angebracht. Lohnt es sich, über Menschenrechte nachzudenken, auch dann, wenn sie uns verloren scheinen? Lohnt es sich, sich für Menschenrechte einzusetzen? Könnte es sein, dass jede kleine Veränderung, jeder kleine Schritt in Richtung einer besseren Lebensweise ein wertvolles Vorankommen bedeutet?

Sollten einige Teilnehmenden mit Unmut reagieren oder sagen, dass von denjenigen, die keinerlei Rechte genießen, nicht gefordert werden solle, dass sie sich mit ihnen befassen, sollte Verständnis geäußert werden, aber auch die Ermunterung erfolgen, sich jetzt einmal auf das Thema Menschenrechte einzulassen.

An manchen Orten hat sich schon gezeigt, dass es Menschen gelungen ist, auch in schweren Zeiten einen Ausweg zu suchen und zu finden. Vielleicht kann die Besinnung auf unsere Rechte als Menschen dabei helfen. Lassen sie uns zusammentragen, welche Rechte wir zu den grundlegenden Menschenrechte zählen?

Freier Austausch in der Gruppe.

6. Welche der Menschenrechte sind für Sie die wichtigsten?

Es werden Papier (DIN A4) und Filzstifte an alle verteilt.

Jetzt denken Sie bitte einmal darüber nach, welche der Menschenrechte, die wir eben zusammen getragen haben, für Sie die wichtigsten sind? Schreiben Sie diese bitte auf. Wer nicht schreiben möchte, überlegt bitte, was er oder sie dazu sagen würde.

Die Vorstellung des Aufgeschriebenen erfolgt nicht jetzt sondern zu einem späteren Zeitpunkt.

7. Hat es Sinn, sich hier und jetzt mit Menschenrechten zu befassen?

Eine Frage, die wir zu Beginn schon einmal angesprochen hatten, war: Lohnt es sich, über Menschenrechte nachzudenken, auch dann, wenn sie uns verloren scheinen? Was meinen Sie: Hat es Sinn, sich hier und jetzt mit Menschenrechten zu befassen? Bitte vermerken Sie ihr JA oder NEIN auf Ihrer Liste und bewahren Sie diese auf.

8. Was verbinden Sie persönlich mit den Menschenrechten?

Bitte stellen Sie uns nun die Listen mit den für Sie persönlich wichtigsten Rechten vor.

Eine der Leiter/innen schreibt die genannten Rechte wortgetreu auf einen großen Bogen Packpapier.
Wenn allgemeine Formulierungen wie z.B. „Recht auf Leben" genannt werden, sollte eine Konkretisierung angeregt werden, etwa mit der Frage: *Was bedeutet für Sie das „Recht auf Leben"?*

9. Welche dieser Rechte sind für uns am wichtigsten?

Bitte wählen Sie nun aus dieser gemeinsamen Liste drei Rechte aus, die für Sie am wichtigsten sind.

Jedes ausgewählte Recht wird mit einem großen roten Punkt markiert. Auf diese Weise werden die in der Gruppe wichtigsten Rechte sichtbar.

10. Wir stellen die Gewichtung der Rechte grafisch dar

In dieser Sequenz geht es darum, die Gewichtung der Rechte auf einem großen Packpapier zu veranschaulichen. Auf dem Packpapier ist ein Kreis mit größtmöglichem Durchmesser vorgezeichnet. Daneben liegt oder hängt die gemeinsame Liste mit den markierten Rechten. Für jedes Recht soll nun ein Segment oder Tortenstück eingezeichnet werden, entsprechend seiner Gewichtung. Für jedes Segment kann eine Farbe, ein Zeichen oder ein Schlüsselwort vorgeschlagen werden, damit es von anderen unterschieden werden kann.
Der Frage der Menschenrechte auf eine solche Art zu begegnen, ist eine ungewöhnliche Erfahrung. Die visuelle Aufteilung hebt Rechte hervor, die für die Gruppe am wichtigsten sind und gibt anschaulich die gemeinsamen Ansichten wieder.

Abschluss

11. Wir analysieren unsere Grafik

Schauen Sie sich unsere Grafik an. Was fällt Ihnen dazu ein, was fällt ihnen besonders auf?

Was können wir gemeinsam tun, um das Recht auf ... zu verwirklichen?

Es ist mit unterschiedlichen Reaktionen zu rechnen. Es kann Wut und Hilflosigkeit zum Ausdruck kommen. Der/die Leiterin sollte darauf vorbereitet sein, Verständnis zeigen und dennoch darauf achten, die konstruktiven Ansätze zu unterstützen.

12. Abschlusskreis

Zum Abschluss des heutigen Workshops wollen wir uns noch einmal der Frage zuwenden, ob es Sinn macht, sich mit Menschenrechten jetzt und hier zu befassen. Bitte nehmen Sie Ihre Liste hervor und beantworten die Frage jetzt noch einmal.

Für den weiteren Ablauf gibt es zwei Varianten:

1. Jede Person benennt ihre beiden Antworten und erläutert, warum sich die Meinung geändert hat oder nicht.

2. Der Standpunkt zu Beginn und am Ende des Workshops werden durch Bewegung im Raum dargestellt.

   2.1 Darstellung des anfänglichen Standpunktes
   Alle stehen im Kreis. Wer zu Beginn des Workshops mit JA antwortete, stellt sich mit dem Gesicht zur Kreismitte, die anderen mit dem Rücken. Für eine kurze Zeit verweilen die Teilnehmenden in dieser Position, um sich das Bild einprägen zu können.

   2.2 Darstellung des Standpunktes am Ende des Workshops
   Der/die Leiter/in wendet sich zunächst an jene, die mit NEIN geantwortet hatten.

   Ich möchte nun die bitten, die am Anfang mit NEIN antworteten und inzwischen ihre Meinung änderten, sich umzudrehen. Die anderen verbleiben bitte in ihrer Position.

   Anschließend wendet sich der/die Leiter/in an jene, die mit JA antworteten.

   Ich möchte nun die bitten, die bei ihrem anfänglichen Standpunkt geblieben sind, in ihrer Ursprungsposition zu verweilen und die, die meinen, ihren Standpunkt verstärkt zu haben, dieses durch Bewegung zur Kreismitte hin zu zeigen.

Auch hier verweilen die Teilnehmenden für kurze Zeit in ihrer Position, um sich das Bild einprägen zu können.
Nach der Auflösung des Bildes lädt der/die Leiter/in die Teilnehmenden erneut in den Kreis ein und betont zum Abschluss, dass jede/r ein Recht auf das eigene *NEIN* und auf das eigene *JA* hat.

Erwachsenen-Workshop Nr. 5
Wie können die eigenen Rechte durchgesetzt werden

Einführung
1. Wie haben Sie das letzte Treffen erlebt?
2. Sprechen Sie Ihren Vornamen ohne Recht/mit vollem Recht aus
3. Haben Sie einen Kosenamen?
4. Gibt es einen Spitznamen, der Ihnen nicht gefällt?

Zentralteil
5. Was gefährdet die Menschenrechte?
6. Welche Ihrer Rechte sind hier am meisten gefährdet?
7. Was machen Sie, wenn Ihre Rechte gefährdet sind?
8. Probieren Sie die Handlungsmöglichkeiten aus, die Ihnen am meisten zusagen

Abschluss
9. Was denken Sie über die Handlungsmöglichkeiten?
10. Abschlusskreis

Material: Packpapier, Stifte

Einführung

1. Wie haben Sie das letzte Treffen erlebt?

Die grafische Darstellung der Gewichtung der Menschenrechte aus dem vorangegangenen Workshop dient als Ausgangspunkt für das Gespräch.

Wie sehen Sie die Grafik heute? Würden Sie etwas verändern, hinzufügen, wegnehmen?

Kommentare der Teilnehmenden abwarten und den freien Austausch anregen.

2. Sprechen Sie Ihren Vornamen ohne Recht/mit vollem Recht aus

Sprechen Sie bitte Ihren Namen so aus, als hätten Sie das Recht auf Ihren Namen verloren.

Aussprache der Reihe nach und danach gemeinsam. Diese Sequenz könnte deprimierend wirken, wenn nicht sofort der Schritt folgen würde, der dies Gefühl aufhebt.

Und jetzt sprechen Sie Ihren Namen bitte so aus, als hätten Sie das volle Recht auf ihren Namen.

Aussprache der Reihe nach und danach gemeinsam.

3. Haben Sie einen Kosenamen?

Haben Sie einen Kosenamen? Würden Sie uns den verraten?
Wie werden Sie am liebsten genannt? Wie möchten Sie gerufen werden?
Sagen Sie Ihren Lieblingsnamen, und wir werden Sie alle gemeinsam so rufen.

4. Gibt es einen Spitznamen, der Ihnen nicht gefällt ?

Erinnern Sie sich an einen Spitznamen, der Ihnen nicht gefällt? Wenn Sie möchten, können Sie ihn uns nennen, wenn nicht, ist das auch okay. Sagen Sie uns jedoch bitte, wie Sie sich fühlen, wenn man Sie bei dem ungeliebten Namen ruft. Was stört Sie daran am meisten. Wie reagieren Sie dann?

Da in der Regel Spitznamen aus der Kinder- und Jugendzeit genannt werden, kann das Gespräch viele Erinnerungen wachrufen und deshalb interessant und sehr reichhaltig werden. Es ist außerdem als Einleitung für die Verwirklichung der eigenen Rechte gut geeignet.

Zentralteil

5. Was gefährdet die Menschenrechte?

Wir hatten im letzten Workshop eine Vielzahl von Menschenrechten zusammengetragen. Heute wollen wir uns mit der Frage beschäftigen, was Ihrer Meinung nach diese Rechte gefährden kann?

Es folgt ein Austausch der Reihe nach.

6. Welche Ihrer Rechte sind hier am meisten gefährdet?

Wenn sie nun an Ihre persönliche Situation denken: Welche Ihrer Rechte sind hier und jetzt am meisten gefährdet?

Diese Frage ist eine Herausforderung sowohl für die Gruppe wie auch für den/die Leiter/in, weil belastende Erinnerungen aufkommen können. Es ist sehr wichtig, dass der/die Leiter/in darauf achtet, ein ausgewogenes Verhältnis zwischen konstruktiven und depressiven Standpunkten und Gefühlen zu bewahren oder aufzubauen. Die folgende Aufgabe kann dazu beitragen, weil sie die Aufmerksamkeit und Gefühle an einen konkreten Gegenstand bindet und damit die Möglichkeit der Bearbeitung eröffnet.

Beschreiben Sie bitte ein konkretes Ereignis oder eine Situation, in welcher Ihre Rechte gefährdet waren.

Wenn die Beschreibungen einzelner Teilnehmenden lang und umfangreich werden, sollte mit Empathie darauf hingewiesen werden, dass später weiter darüber gesprochen werden kann. In jedem Fall entscheidet jede/r Teilnehmer/in selber, ob und was er/sie erzählen möchte.

Anschließend wird die Aufteilung in Kleingruppen vorgeschlagen. Eine Möglichkeit ist, anhand der Frage „Wer oder was hat die Rechte gefährdet?" Kriterien für die Gruppenaufteilung entwickeln. Eine andere Möglichkeit ist, der Gruppe Kriterien vorzuschlagen, z.B.: andere Menschen, Institutionen, Umstände ...

7. Was machen Sie, wenn Ihre Rechte gefährdet sind?

Erzählen Sie einander, was Ihnen passiert ist, was Sie danach gemacht haben, was Sie heute tun würden, wenn sich die Situation wiederholen würde, was noch alles getan werden könnte? (Pause) *Finden Sie die Lösungen, die Ihnen am meisten helfen würden.*

8. Probieren Sie die Handlungsmöglichkeiten aus, die Ihnen am meisten zusagen

Die Gruppen kommen im Plenum zusammen und berichten, was in der Gruppe geschehen ist und zu welchen Lösungen sie gekommen sind. Der/die Leiterin schreibt während dessen die Lösungen auf einen Bogen Packpapier. Nacheinander erhalten die Gruppen die Aufgabe, die „beste" ihrer Lösungen auszuwählen und im Rollenspiel auszuprobieren.

Überlegen Sie bitte, welche Ihrer Lösungen Ihnen am meisten helfen würde. Anschließend haben alle die Möglichkeit, Ihre Lösungen in einem Rollenspiel auszuprobieren. Legen Sie dafür die verschiedenen Rollen fest und überlegen, wer welche Rolle spielen wird.

Wenn niemand die Rollen des/der Gefährdeten übernehmen möchte, bietet der/die Leiterin an, diese Rolle nach den Vorgaben des/der Betroffenen zu spielen. Dieses Angebot befreit die Teilnehmenden von dem Druck und der Angst, die die Rolle des Gefährdeten auslösen kann. Zugleich kann die Rolle des Aggressors eine Distanz zum Erlebten schaffen und damit die Konzentration auf Problemlösungen fördern.

Abschluss

9. Was denken Sie über die Handlungsmöglichkeiten?

Es sind eine ganze Reihe von Handlungsmöglichkeiten und Lösungen zusammen getragen worden. Wie denken Sie darüber? Haben Sie etwas für sich entdeckt oder erreicht?

Die Übung erfolgt der Reihe nach im Kreis.

10. Abschlusskreis

Wenn Sie über Ihre Rechte hier und jetzt nachdenken: Wie schätzen Sie Ihre Möglichkeiten ein, sie durchzusetzen? (Pause) *Sagen Sie uns das nicht mit Worten sondern durch die Art, wie Sie Ihren Namen aussprechen. Sagen Sie Ihren Namen mit so viel Kraft, wie Sie derzeit in sich spüren.*

Die Namen werden der Reihe nach und danach gemeinsam ausgesprochen.

Erwachsenen-Workshop Nr. 6
Das Recht auf Gefühle

Einführung
1. Wie haben Sie das letzte Treffen erlebt?
2. Wie fühlen Sie sich jetzt?
3. Sprechen Sie Ihren Vornamen mit dem derzeitigen Gefühl aus
4. Sagen Sie Ihrem Nachbarn Ihren Namen?
5. Wenn Ihr Gefühl eine Farbe wäre, welche wäre das?
6. Wenn Ihr Gefühl eine Bewegung wäre, welche wäre das?
7. Verbinden sie Ihren Namen mit Ihrem Gefühl und Ihrer Bewegung?

Zentralteil
8. Haben wir ein Recht darauf, unsere Gefühle zum Ausdruck zu bringen?
9. Was hat Sie in letzter Zeit erfreut, wütend oder traurig gemacht?
10. Was machen Sie, wenn Sie fröhlich, wütend oder traurig sind?

Abschluss
11. Wie fühlen Sie sich jetzt?
12. Was würden Sie Menschen sagen, deren Recht auf Gefühle gefährdet ist
13. Abschlusskreis

Material: DIN A4-Papier, Stifte

Einführung

1. Wie haben Sie das letzte Treffen erlebt?

Wir haben uns eine Woche nicht gesehen. Wie haben Sie das vergangene Treffen erlebt? (Pause) *Was hat Ihnen gefallen, was hat Sie gestört?* (Pause) *Sind Ihnen in der Zwischenzeit dazu noch wichtige Gedanken gekommen, die Sie uns allen in der Gruppe oder uns als Leiter/innen mitteilen möchten?*

Der Austausch erfolgt frei, es muss nicht der Reihe nach gehen. Auch wenn es nach der Frage zunächst ruhig bleiben sollte, sollte eine Reaktion der Teilnehmenden abgewartet und nicht mit dem eigenen Kommentar begonnen werden.

2. Wie fühlen Sie sich jetzt?

Während des Austausches über die augenblicklichen Gefühle, der der Reihe nach erfolgt, ist nach unseren Erfahrungen damit zu rechnen, dass viele zunächst nur stereotype Antworten geben. Hier sollte man nicht intervenieren sondern sie so akzeptieren, wie sie zum Ausdruck gebracht werden.

3. Sprechen Sie Ihren Vornamen mit dem derzeitigen Gefühl aus

Da Sie verschiedene Gefühle benannt haben, bringen Sie diese bitte durch die Aussprache Ihres Namens zum Ausdruck. Sprechen Sie Ihren Namen aus dem Gefühl heraus, das Sie genannt haben.

Die Namen werden der Reihe nach und dann gemeinsam ausgesprochen.

Wenn jemand gehört hätte, wie wir unsere Namen ausgesprochen haben, wie hätte er Sie eingeschätzt?

Kommentare abwarten.

4. Sagen Sie Ihrem Nachbarn Ihren Namen?

Manchmal kann es wichtig sein, die eigenen Gefühle anderen zu zeigen. Wir wollen es einmal ausprobieren. Sagen Sie bitte Ihrem/Ihrer Nachbar/in Ihren Namen so, dass er/sie Ihr Gefühl verstehen kann.

Die Übung wird der Reihe nach im Kreis ausgeführt.

5. Wenn Ihr Gefühl eine Farbe wäre, welche wäre das?

Gefühle können auf unterschiedliche Art und Weise ausgedrückt werden: z.B. durch Worte, Gesten und Mimik. Überlegen Sie doch einmal, was wäre, wenn Ihr Gefühl eine Farbe wäre. Welche Farbe wäre das?

Die Antworten werden zunächst der Reihe nach gesagt. Danach hat jede/r die Möglichkeit, auf einem DIN A4-Papier das eigene Gefühl mit Farbe zum Ausdruck zu bringen.

6. Wenn Ihr Gefühl eine Bewegung wäre, welche wäre das?

Eine andere Ausdrucksform kann die Bewegung sein. Welche Bewegung würden Sie für Ihr Gefühl wählen? Zeigen Sie uns bitte Ihr Gefühl durch eine Bewegung.

Um den Teilnehmenden Mut zu machen, sollte der/die Leiter/in mit der eigenen Bewegung beginnen. Danach kann er/sie eine Person aus der Gruppe bitten, ihre Bewegung zu zeigen. Diese Person ruft dann wieder die nächste auf.

7. Verbinden Sie Ihren Namen mit Ihrem Gefühl und ihrer Bewegung

Verbinden Sie jetzt bitte Ihren Namen mit Ihrem Gefühl und Ihrer Bewegung. Sagen Sie Ihren Namen und führen Sie gleichzeitig dazu Ihre Bewegung aus.

Nachdem dies der Reihe nach ausgeführt worden ist, folgt die Wiederholung gemeinsam in der Gruppe:

Da es für die meisten Menschen wichtig ist, dass jemand auf unsere Gefühle eingeht oder antwortet, wollen wir jetzt Folgendes ausprobieren. Eine Person aus unserer

Gruppe beginnt, indem sie ihren Namen noch einmal und ihre Bewegung dazu macht. Gemeinsam antworten wir darauf, indem wir den Namen mit dem Gefühl und der Bewegung wiederholen.

Der/die Leiter/in beginnt diese Sequenz.

Zentralteil

8. Haben wir ein Recht darauf, unsere Gefühle zum Ausdruck zu bringen?

Jeder von uns trägt unterschiedliche Gefühle in sich: Wut, Angst, Trauer, Freude, Zufriedenheit und Unzufriedenheit. Jeder von uns bringt diese Gefühle unterschiedlich zum Ausdruck. Der eine trägt sie in sich, damit andere sie nicht sehen, die andere teilt sie anderen mit. (Pause) Was meinen Sie, haben wir ein Recht darauf, unsere Gefühle zum Ausdruck zu bringen?

Während die Teilnehmenden der Reihe nach ihre Meinung sagen, unterstützt der/die Leiter/in die Haltung, dass jeder Mensch das Recht hat, Gefühle auszudrücken.

9. Was hat Sie in letzter Zeit erfreut, wütend oder traurig gemacht?

Erinnern Sie sich doch bitte einmal daran, welche Gefühle Sie in letzter Zeit hatten. Gab es z.B. etwas, das Sie wütend gemacht hat oder traurig oder etwas, das Sie erfreut hat?

Den Beginn in Ruhe abwarten. Wenn Einzelne derartige Erlebnisse und Gefühle leugnen, nicht drängen. Das Recht auf eigene Gefühle soll unabhängig von der jeweiligen Äußerung unterstützt werden.
Nach dem Austausch wählt jede/r das Gefühl aus, das ihm/ihr interessant erscheint. Wenn die Gruppe groß ist, kann sie in kleinere Gruppen je nach den genannten Erlebnissen aufgeteilt werden.

10. Was machen Sie, wenn Sie fröhlich, wütend oder traurig sind?

Was machen Sie, wenn Sie fröhlich, wütend oder traurig sind? Erinnern Sie sich, was Sie in der geschilderten Situation gemacht haben? Wie haben Sie sich danach gefühlt. (Pause) Was würden Sie heute machen, wenn sich die Situation wiederholen würde? Haben Sie andere Ideen?

Der Austausch mit anderen kann dazu beitragen, Ideen für den Umgang mit Gefühlen weiter zu geben und zu bekommen.

Abschluss

11. Wie fühlen Sie sich jetzt?

Sagen Sie uns bitte, wie Sie sich jetzt fühlen?

12. Was würden Sie Menschen sagen, deren Recht auf Gefühle gefährdet ist?

Was würden Sie Menschen sagen, deren Recht auf Ausdruck der Gefühle gefährdet ist?

Der/die Leiter/in schreibt die Aussagen auf, führt sie zu einer gemeinsamen Botschaft zusammen und liest sie vor.

13. Abschlusskreis

Erinnern Sie sich noch, wie Sie sich heute zu Beginn des Workshops gefühlt haben? Hat sich etwas verändert? Verbinden Sie Ihren Namen mit dem jetzigen Gefühl und einer Bewegung.
Zum Schluss wollen wir alle gemeinsam unsere Namen sagen und unsere Bewegungen ausführen.

Erwachsenen-Workshop Nr. 7
Das Recht auf Wut

Einführung
1. Wie haben Sie das letzte Treffen erlebt?
2. Wie fühlen Sie sich heute?
3. Sprechen Sie Ihren Vornamen langsam/schnell aus
4. Antworten Sie auf die andere Gruppe durch schnelles/langsames Aussprechen der Namen
5. Sprechen Sie Ihren Namen wütend aus

Zentralteil
6. Was hat Sie in letzter Zeit wütend gemacht?
7. Zeigen Sie uns, wo sich Ihre Wut befindet?
8. Was machen Sie, um Wut zu überwinden?

Abschluss
9. Präsentieren Sie die Ergebnisse der Gruppenarbeit
10. Wie würden Sie jetzt mit Wut umgehen?
11. Abschlusskreis

Material: großes Packpapier, Stifte

Einführung

1. Wie haben Sie das letzte Treffen erlebt?

Wir haben uns eine Woche nicht gesehen. Wie haben Sie das vergangene Treffen erlebt? (Pause) *Was hat Ihnen gefallen, was hat Sie gestört?* (Pause) *Sind Ihnen in der Zwischenzeit dazu noch wichtige Gedanken gekommen, die Sie uns allen in der Gruppe oder uns als Leiter/innen mitteilen möchten?*

Der Austausch erfolgt frei, es muss nicht der Reihe nach gehen. Auch wenn es nach der Frage zunächst ruhig bleiben sollte, sollte eine Reaktion der Teilnehmenden abgewartet und nicht mit dem eigenen Kommentar begonnen werden.

2. Wie fühlen Sie sich heute?

Wie fühlen Sie sich heute? Zeigen Sie uns das bitte, indem Sie Ihren Namen aussprechen.

Nach der Runde sagen alle zur gleichen Zeit ihren Namen.

Erinnern Sie sich daran, wie sich unsere Namen das letzte Mal angehört haben? Hat sich etwas geändert? Was denken Sie über unsere Gefühle heute?

3. Sprechen Sie Ihren Vornamen langsam/schnell aus

Lassen Sie uns jetzt die Namen etwas anders aussprechen. Sprechen Sie bitte Ihren Namen zunächst langsam aus. Nach jeder Person wiederholen wir alle gemeinsam Ihren Namen.

Anschließend folgt die Erläuterung:

Bisher hatten wir unsere Namen entsprechend einem bestimmten Gefühl ausgesprochen. Das heißt, wir haben uns zunächst unser Gefühl bewusst gemacht und dann den Namen entsprechend gesagt. Jetzt machen wir es umgekehrt. Wir haben den Namen langsam ausgesprochen. Was meinen Sie, welche Gefühle sich hinter der langsamen Aussprache verbergen?

Kommentare abwarten. Danach zur nächsten Sequenz übergehen.

Nun sprechen Sie Ihren Namen bitte schnell aus. Nach jeder Person werden wir das alle wiederholen.
Was spüren Sie, welche Gefühle sind in der beschleunigten Aussprache des Namens enthalten?

Durch diese Sequenz werden die Teilnehmenden auf das Gefühl der Wut eingestimmt.

4. Antworten Sie auf die andere Gruppe durch schnelles/langsames Aussprechen der Namen

Der/die Leiter/in teilt die Gruppe, die im Kreis sitzt, in zwei Hälften. Die eine Seite spricht ihre Namen langsam aus, die andere antwortet jeweils mit schneller Aussprache. Danach wird die Reihenfolge geändert, zuerst schnell und danach langsam. Schließlich sprechen beide Seiten nacheinander die Namen schnell aus.
Eventuell ist es sinnvoll, die letzte Sequenz zu wiederholen, um die Gefühle deutlicher zu machen.

Überlegen und spüren Sie noch einmal, was eben passiert ist. Die erste Aussprache war langsam, darauf wurde mit schneller Aussprache reagiert. Danach war es umgekehrt. Zum Schluss haben beide Seiten schnell gesprochen. An was erinnert sie das? Wenn es nicht nur Namen sondern Sätze gewesen wären, was für ein Gespräch wäre das dann gewesen? Ein angenehmes, ein freundschaftliches, ein feindliches, ein nervöses?

5. Sprechen Sie Ihren Namen wütend aus

Sprechen Sie jetzt bitte der Reihe nach Ihren Namen wütend und möglichst laut aus.

Zentralteil

6. Was hat Sie in letzter Zeit wütend gemacht?

Jede/r von uns erlebt, dass ihn/sie etwas wütend macht. Wut ist ein normales Gefühl, und alle kennen es. (Pause) *Wann sind Sie das letzte Mal wütend geworden?* (Pause) *Was hat Sie wütend gemacht?*

Weil Wut bei erwachsenen Flüchtlingen häufig von anderen Gefühlen zugedeckt ist, sollte hier genügend Zeit gelassen werden, um sich an eine Situation zu erinnern. Der Beginn des Austausches wird deshalb den Teilnehmenden überlassen. Es kann sein, dass ein/e Teilnehmer/in sofort mit einer Geschichte loslegt und andere damit animiert. Es kann aber auch sein, dass der Beginn zögerlich ist. In jedem Fall ist es sehr wichtig, ausreichend Zeit für jeden/jede zu lassen, um die Wut während des Workshops verarbeiten zu können.

7. Zeigen Sie uns, wo sich Ihre Wut befindet?

Stellen Sie sich einmal vor, die Wut ist in Ihnen. Zeigen Sie uns der Reihe nach, wo sie sich befindet.

Wenn die Gruppe groß ist, wird sie wie folgt in zwei kleinere Gruppen aufgeteilt:

Gehen Sie bitte zu denjenigen, die die Wut an ähnlicher Stelle wie Sie fühlen.

8. Was machen Sie, um Wut zu überwinden?

Die Wut ist ein normales Gefühl. Wenn wir wütend sind, ähneln wir uns und unterscheiden uns gleichzeitig voneinander. Bitte überlegen Sie, was Sie machen, wenn Sie wütend sind. (Pause) *Was machen Sie dann? Wie lösen Sie das? Sprechen Sie miteinander, wie Sie aus einer Situation, die Sie wütend macht, wieder heraus kommen können, um sich danach besser zu fühlen.*

Für diese Sequenz soll ein großes Packpapier, geteilt in zwei Teile, vorbereitet werden. Auf die eine Seite wird geschrieben, was jede/r Einzelne macht, wenn er/sie wütend ist. Danach werden auf der anderen Seite Vorschläge gesammelt, die helfen, Wut zu überwinden. Wenn die Liste möglicher Strategien fertig ist, wählt die Gruppe jene aus, die ihr am besten gefallen.

Abschluss

9. Präsentieren Sie die Ergebnisse der Gruppenarbeit

Jede Gruppe präsentiert ihre Arbeit.

10. Wie würden Sie jetzt mit Wut umgehen?

Holen Sie sich ein Ereignis in Erinnerung, das bei Ihnen Wut hervorgerufen hat. Würden Sie jetzt genauso wütend werden? Wie würden Sie reagieren?
Wie denken Sie über das, was wir heute gemacht haben? Wie haben Sie sich dabei gefühlt?

11. Abschlusskreis

Atmen Sie bitte tief ein und sprechen Sie beim Ausatmen Ihren Namen so aus, als würden Sie Erleichterung spüren. Zeigen Sie auf diese Weise, ob Sie Erleichterung spüren.

Der/die Leiter/in beginnt die Reihe.

Haben Sie eine Erleichterung gespürt?

Die Kommentare der Teilnehmenden abwarten. Eventuell kann ein unterstützendes Schlusswort sinnvoll sein.

Erwachsenen-Workshop Nr. 8

Das Recht auf Freude

Einführung
1. Wie haben Sie das letzte Treffen erlebt?
2. Wie fühlen Sie sich?
3. Lassen Sie uns etwas Leben in diesen Raum bringen
4. Wenn Ihre Stimmung eine Farbe wäre, welche wäre das?
5. Stellen Sie Ihr Bild vor

Zentralteil
6. Was hat Sie in letzter Zeit fröhlich gemacht?
7. Was könnte Sie fröhlich machen?
8. Wie können wir hier und jetzt einander eine Freude bereiten?
9. Wie könnten Sie einer anderen Person eine Freude bereiten?

Abschluss
10. Wir geben und bekommen eine freudige Botschaft
11. Wir, die Leiter/innen, wollen Ihnen eine Freude machen
12. Abschlusskreis

Material: DIN A4-Papier und Farben, kleine Überraschung

Einführung

1. Wie haben Sie das letzte Treffen erlebt?

Wir haben uns eine Woche nicht gesehen. Wie haben Sie das vergangene Treffen erlebt? (Pause) *Was hat Ihnen gefallen, was hat Sie gestört?* (Pause) *Sind Ihnen in der Zwischenzeit dazu noch wichtige Gedanken gekommen, die Sie uns allen in der Gruppe oder uns als Leiter/innen mitteilen möchten?*

Der Austausch erfolgt frei, es muss nicht der Reihe nach gehen. Auch wenn es nach der Frage zunächst ruhig bleiben sollte, sollte eine Reaktion der Teilnehmenden abgewartet und nicht mit dem eigenen Kommentar begonnen werden.

2. Wie fühlen Sie sich?

Wenn Sie die letzten Tage Revue passieren lassen, wie fühlen Sie sich dann heute?

3. Lassen Sie uns etwas Leben in diesen Raum bringen

In dieser Sequenz sollte die Allgemeinstimmung der Gruppe, die zuvor zum Ausdruck kam, berücksichtigt werden.

Wie könnten wir (unsere gute) die Stimmung (noch) verbessern? Vielleicht können wir alle ein klein wenig dazu beitragen, jede/r nur so viel, wie er/sie das in diesem Augenblick gerade mag. (Pause) Ich habe einen Vorschlag, wie wir etwas mehr Leben in diesen Raum bringen können. Wissen Sie, wie manche Jugendliche sich auf der Straße begrüßen? Ich werde es Ihnen vormachen.

Der/die Leiter/in begrüßt seine/n Nachbarn/in, indem er/sie sich ihm/ihr zuwendet, dessen/deren Namen sagt, die Handflächen zu ihm/ihr hebt und sie sich dann durch Aneinanderschlagen und Verbinden der Handflächen begrüßen.

Wenn Sie möchten, geben Sie diesen Gruß weiter. Wenn Ihnen das nicht zusagt, machen Sie etwas Anderes. Etwas, das unsere gemeinsame Stimmung verbessern kann.

Unsere Erfahrung ist, dass durch jeden noch so kleinen Beitrag die Stimmung aller gehoben wird.

4. Wenn Ihre Stimmung eine Farbe wäre, welche wäre das?

DIN A4-Bogen und Farben vorbereiten.

Unsere Gefühle können mit Farben verbunden werden. Überlegen Sie einmal, welche Farbe Ihre Stimmung wäre? Bemalen Sie das Papier mit der Farbe Ihrer Stimmung. Wenn Sie möchten, können Sie verschiedene Farben verwenden und auch Wort und Bild hinzufügen.

Es kann vorkommen, dass einige Teilnehmende zunächst überrascht reagieren oder Widerstände aufbauen. In der Regel werden sie jedoch durch die anderen mitgezogen.

5. Stellen Sie Ihr Bild vor

Welche Farbe haben Sie Ihrer Stimmung zugeordnet. Zeigen Sie uns bitte Ihr Bild und erzählen uns etwas über Ihr Bild und Ihre Stimmung.

Es folgt der Austausch im Kreis. Der/die Leiter/in unterstützt insbesondere die Zeichen positiver Emotionen.

Gehen Sie bitte zu Ihren Farben zurück. Schauen Sie sich bitte die Farben auf Ihrem Bild, die Sie mit guter Stimmung verbinden, aufmerksam an und verstärken Sie die Stellen Ihrer guten Stimmung.

Danach wird im Kreis über die veränderte oder unveränderte Stimmung jedes/r Einzelnen gesprochen. Der/die Leiter/in unterstützt positive Veränderungen oder - im anderen Fall - das Recht auf das eigene Gefühl.

6. Was hat Sie in letzter Zeit fröhlich gemacht?

Überlegen Sie bitte einmal, was Sie in letzter Zeit fröhlich gemacht hat?

Das ist eine provokante Frage, denn es besteht unter Flüchtlingen häufig ein unausgesprochenes Verbot, positive Emotionen auszudrücken. Dies kann das psychische Befinden zusätzlich belasten. In dieser Übung kommt es nicht darauf an, auf einer oberflächlich guten Stimmung zu bestehen, sondern es soll schrittweise ein Klima dafür geschaffen werden, positive Gefühle zulassen zu dürfen. Dabei hilft, dass Freude eine primäre Emotion ist und deshalb leichter anzuregen und mit anderen zu teilen ist als z.B. Angst oder Trauer.

7. Was könnte Sie fröhlich machen?

Trotz aller schwierigen Umstände gibt es immer auch Möglichkeiten, sich zumindest ein wenig zu freuen. Was könnte Sie fröhlich machen?

Ziel dieser Frage ist, ein aktives, emotional positives Verhältnis zu sich selbst und gegenüber anderen anzuregen. Die Teilnehmenden erhalten die Möglichkeit, anderen mitzuteilen, was sie erfreuen könnte. Dabei wird es auch vorkommen, dass Einzelne den Gedanken an Freude nicht zulassen können.

8. Wie können wir hier und jetzt einander eine Freude bereiten ?

Bei Menschen, die zusammen sind, gibt es immer eine Möglichkeit, sich gegenseitig eine Freude zu bereiten. (Pause) Was können wir jetzt und hier für einander tun? Wie können wir einander eine Freude bereiten?

Reaktionen der Gruppe abwarten. Danach gibt der/die Leiter/in ein einfaches Beispiel, wie Freude bereitet werden kann. Er/sie wendet sich an die nächste Person mit einer positiven, unterstützenden Botschaft, die durch einen physischen Kontakt (Händedruck, Berührung usw.) verstärkt werden kann. Er/sie kann sich auch an eine beliebige Person im Kreis wenden. Der Überraschungseffekt kann die Freude der anderen Person verstärken.

9. Wie könnten Sie einer anderen Person eine Freude bereiten?

Wie könnten wir einer Person eine Freude bereiten, die jetzt nicht hier ist?

Der Austausch erfolgt der Reihe nach im Kreis. Anschließend werden Farben und Papier (DIN A4) mit einem aufgezeichneten großen Kreis verteilt.

Verstärken Sie bitte die Kreislinie mit Farben und schreiben oder malen das hinein, womit sie anderen, die jetzt nicht hier sind, eine Freude bereiten könnten.

Die Botschaften werden in den „Hut" gelegt, d.h. sie werden eingesammelt und in die Kreismitte gelegt.

Abschluss

10. Wir geben und bekommen freudige Botschaften

Jede/r nimmt sich aus dem Hut eine Botschaft und sagt, wie sie bei ihm/ihr angekommen ist.

11. Wir, die Leiter/innen, wollen Ihnen eine Freude machen

Zum Schluss möchten wir Ihnen gerne eine Freude bereiten und haben dafür eine Überraschung vorbereitet.

Dies bleibt den Teams und ihrem Spürsinn überlassen. Bei der Überraschung kann es sich z.B. um einen Teller selbst gebackenen Kuchen handeln oder um eine Tasse Kaffee, die dann gemeinsam getrunken wird, um kleine persönliche Geschenke mit Botschaften oder um andere Zeichen der Aufmerksamkeit. Der Fantasie sind keine Grenzen gesetzt. Dabei kann auch eine schöne Verpackung zur Wertschätzung des/der Beschenkten beitragen.

12. Abschlusskreis

Wie geht es Ihnen jetzt am Ende unseres Workshops über Freude und Freude bereiten?

Erwachsenen-Workshop Nr. 9
Eine Linie der Gefühle

Einführung
1. Sprechen Sie Ihren Namen so aus, wie sie es möchten
2. Wie haben Sie das letzte Treffen erlebt?
3. Wie fühlen Sie sich?
4. Sagen Sie Ihren Namen so, wie sie sich jetzt fühlen
5. Wählen Sie einen Laut aus Ihrem Namen

Zentralteil
6. Drücken Sie Ihr Gefühl in einer Linie aus
7. Malen Sie Ihre Linie
8. Malen Sie eine Gestalt
9. Zeigen Sie uns Ihre Gestalt und erzählen Sie uns etwas über sie
10. Verbinden Sie Ihre Gestalten mit einer gemeinsamen Geschichte

Abschluss
11. Präsentieren Sie Ihre Geschichten
12. Abschlusskreis

Material: DIN A4-Papier und Stifte, Packpapier, Farben und Kleber

---

Einführung

1. Sprechen Sie Ihren Namen so aus, wie Sie es möchten

Sprechen Sie Ihren Namen der Reihe nach so aus, wie Sie es möchten.

2. Wie haben Sie das letzte Treffen erlebt?

Wir haben uns eine Woche nicht gesehen. Wie haben Sie das vergangene Treffen erlebt? (Pause*) Was hat Ihnen gefallen, was hat Sie gestört?* (Pause) *Sind Ihnen in der Zwischenzeit dazu noch wichtige Gedanken gekommen, die Sie uns allen in der Gruppe oder uns als Leiter/innen mitteilen möchten?*

Der Austausch erfolgt frei, es muss nicht der Reihe nach gehen. Auch wenn es nach der Frage zunächst ruhig bleiben sollte, sollte eine Reaktion der Teilnehmenden abgewartet und nicht mit dem eigenen Kommentar begonnen werden.

3. Wie fühlen Sie sich?

Sagen Sie bitte uns, wie Sie sich heute fühlen.

166

Es folgt ein freier Austausch im Kreis.

4. Sagen Sie Ihren Namen so, wie Sie sich jetzt fühlen

Gerade haben Sie beschrieben, wie Sie sich fühlen. Versuchen Sie jetzt einmal, Ihren Namen entsprechend Ihren Gefühlen zu sagen. Zeigen Sie uns bitte durch den Namen, wie Sie sich fühlen.

Nach der Runde werden sie gemeinsam ausgesprochen.

Was denken Sie: Welche Gesamtstimmung gibt es in der Gruppe?

5. Wählen Sie einen Laut aus Ihrem Namen

Wählen Sie bitte den Laut aus Ihrem Namen aus, der Ihrem jetzigen Gefühl am besten entspricht. (Pause) *Sprechen Sie den ausgewählten Laut aus.*

Die ausgewählten Laute werden zunächst einzeln der Reihe nach ausgesprochen und danach der Reihe nach gemeinsam. Bei Bedarf kann die Sequenz wiederholt werden.

Zentralteil

6. Drücken Sie Ihr Gefühl in einer Linie aus

Drücken Sie Ihr Gefühl in einer Linie aus. (Pause) *Malen Sie diese in die Luft.*

Nach der Runde folgt die Aufforderung:

Geben Sie Ihrer Linie bitte eine Farbe, aber behalten Sie diese für sich.

7. Malen Sie Ihre Linie

Nehmen Sie bitte Ihre Farbe und malen damit Ihre Linie aufs Papier.

Es werden DIN A4-Papier und Farben angeboten.

Zeigen Sie uns bitte Ihre Gefühlslinie und erzählen uns etwas darüber.

8. Malen Sie eine Gestalt

Malen Sie jetzt bitte eine Gestalt und nutzen dabei Ihre Linie so, dass sie ein Teil dieser Gestalt wird.

Genügend Zeit lassen. Wenn zu Beginn Widerstände aufkommen sollten, sollte der/die Leiter/in mit Geduld dazu ermuntern, das Malen zu probieren.

9. Zeigen Sie uns Ihre Gestalt und erzählen Sie uns etwas über sie

Halten Sie bitte Ihre Zeichnung hoch, damit alle Sie sehen können, und erzählen Sie uns etwas darüber.

Nach der Vorstellung der Zeichnungen werden sie noch einmal hoch gehalten. Eine/r der Teilnehmenden wird gebeten, sich alle Zeichnungen anzuschauen und eine auszuwählen. Die erste Person und die „Malerin" der ausgewählten Zeichnung wählen dann eine dritte Zeichnung. Und so geht es weiter, bis eine Kleingruppe gebildet ist. Der/die Leiter/in achtet darauf, dass alle Kleingruppen gleich groß sind, etwa fünf Personen.

10. Verbinden Sie Ihre Gestalten mit einer gemeinsamen Geschichte

Die Kleingruppen erhalten Packpapier, Farben und Kleber.

Erfinden Sie bitte eine Geschichte, in der alle Ihre Gestalten vorkommen. Ordnen Sie Ihre Zeichnungen so auf dem Packpapier an, dass sie Ihre Geschichte widerspiegeln.

Abschluss

11. Präsentieren Sie Ihre Geschichten

Bitte erzählen Sie uns Ihre Geschichte und sagen uns auch, wie sie entstanden ist.

12. Abschlusskreis

Erinnern Sie sich bitte noch einmal an Ihre Gefühlslinie vom Beginn des heutigen Workshops und an die Farbe, die Sie Ihr gegeben hatten. (Pause) *Wie würde Ihre Gefühlslinie jetzt aussehen? Hat sich etwas verändert? Bitte malen Sie jetzt beide Linien - die vom Beginn und die vom Ende - hintereinander in die Luft.*

Dies wird der Reihe nach ausgeführt.

Lassen Sie uns unsere Linien nun zu einer langen Kette verbinden. Der/die Erste malt seine/ihre Linie in die Luft und gibt sie weiter an ihren/seinen Nachbarn. Er/sie wird sie annehmen und mit seiner/ihrer Linie verbinden.

Der/die Leiter/in beginnt; am Ende übernimmt er/sie die Linie des/der Letzten.

Einführung

1. Wie haben Sie das letzte Treffen erlebt?
2. Wie fühlen Sie sich jetzt?
3. Wie haben Sie sich heute Morgen gefühlt?
4. Wie werden Sie sich heute Abend fühlen?
5. Stellen Sie sich alle diese Gefühle vor

Zentralteil

6. Denken Sie an Ereignisse, bei denen Sie starke „gemischte Gefühle" hatten
7. Entwerfen Sie ein Bild der „gemischten Gefühle"
8. Wie sieht das Bild Ihrer inneren Welt aus?
9. Was können wir machen, damit es uns besser geht?

Abschluss

10. Wir verbinden unsere Gefühle
11. Wie fühlen Sie sich jetzt?
12. Abschlusskreis

Material: Farben und DIN A4-Papier, Packpapier

Einführung

1. Wie haben Sie das letzte Treffen erlebt?

Wir haben uns eine Woche nicht gesehen. Wie haben Sie das vergangene Treffen erlebt? (Pause) *Was hat Ihnen gefallen, was hat Sie gestört?* (Pause) *Sind Ihnen in der Zwischenzeit dazu noch wichtige Gedanken gekommen, die Sie uns allen in der Gruppe oder uns als Leiter/innen mitteilen möchten?*

Der Austausch erfolgt frei, es muss nicht der Reihe nach gehen. Auch wenn es nach der Frage zunächst ruhig bleiben sollte, sollte eine Reaktion der Teilnehmenden abgewartet und nicht mit dem eigenen Kommentar begonnen werden.

2. Wie fühlen Sie sich jetzt?

Freier Austausch der Reihe nach im Kreis.

3. Wie haben Sie sich heute Morgen gefühlt?

Wie haben Sie sich heute Morgen gefühlt? An was haben Sie zuerst gedacht, als Sie wach wurden?

Austausch der Reihe nach.

4. Wie werden Sie sich heute Abend fühlen?

An was denken Sie normaler Weise vor dem Einschlafen? Wie fühlen Sie sich dann? (Pause) Wie werden Sie sich wohl heute Abend fühlen?

Der Austausch kann je nach der Stimmung in der Gruppe der Reihe nach oder frei erfolgen.

5. Stellen Sie sich alle diese Gefühle vor

Wenn Sie alle diese Gefühle in ein Gefühl verbinden könnten, was wäre das für ein Gefühl? Können Sie sich dieses Gefühl vorstellen? (Pause)
War es möglich, sich die vielen Gefühle als ein Gefühl vorstellen zu können?

Freier Austausch.

Zentralteil

6. Denken Sie an Ereignisse, bei denen Sie starke „gemischte Gefühle" hatten

Es passiert uns allen, dass wir manchmal sehr unterschiedliche und „gemischte Gefühle" erleben und diese nicht bewusst ordnen oder sortieren können. Manchmal ordnen Sie sich von alleine. Manchmal fühlen wir uns mit ihnen nicht wohl. (Pause) Denken Sie bitte an ein Ereignis, bei dem Sie starke „gemischte Gefühle" empfunden haben.

Der Austausch erfolgt der Reihe nach. Der/die Leiter/in sollte darauf eingestellt sein, dass eine Vielzahl von Gefühlen genannt wird, die eine hohe Sensibilität und Empathie erfordern.

7. Entwerfen Sie ein Bild der „gemischten Gefühle"

Der/die Leiter/in legt Farben und Papier (DIN A4) in die Kreismitte.

Stellen Sie sich vor, dieses Papier würde Ihre innere Welt sein. Füllen Sie es mit den Gefühlen, über die Sie gerade gesprochen haben. (Pause) Sie können dafür Farben, Formen, Linien, Wörter benutzen, so, wie Sie es möchten.

8. Wie sieht das Bild Ihrer inneren Welt aus?

Mit welchen Gefühlen haben Sie Ihre innere Welt gefüllt? Stellen Sie uns bitte Ihr Bild vor.

9. Was können wir machen, damit es uns besser geht?

Wenn uns starke, unterschiedliche und gemischte Gefühle befallen, fühlen wir uns oft nicht gut. Was können wir machen, damit wir uns besser fühlen? Wie können wir unsere Gefühlslage verbessern?

Freier Austausch im Kreis.

Abschluss

10. Wir verbinden unsere Gefühle

Lassen Sie uns jetzt unsere Gefühle so verbinden, dass zwischen ihnen eine Harmonie entsteht. Wir wollen dazu einen großen Bogen Packpapier nehmen und die verschiedenen Gefühle so anordnen, dass ein harmonisches Ganzes wächst.

11. Wie fühlen Sie sich jetzt?

Schauen Sie sich nun noch einmal unser harmonisches Ganzes an. (Pause) *Schauen Sie sich jetzt bitte untereinander an.* (Pause) *Wie fühlen Sie sich?*

Austausch der Reihe nach.

12. Abschlusskreis

Zum Abschied wird ein Händedruck in den Kreis herum geschickt.

Erwachsenen-Workshop Nr. 11
Gesichtsausdruck und Gefühle

Einführung
1. Wie haben Sie das letzte Treffen erlebt?
2. Wie haben Sie sich in der letzen Woche gefühlt?
3. Wie fühlen Sie sich heute?
4. Zeigen Sie uns, wie Sie sich fühlen?
5. Zeigen Sie Ihr Gefühl einer Person aus der Gruppe

Zentralteil
6. Zeichnen Sie Ihre Gesichter
7. Stellen Sie Ihre Portraits vor
8. Wählen Sie die Gesichter aus, die Sie behalten möchten
9. Wir stellen unsere Gesichter zu einem Gruppenportrait zusammen
10. Was können wir mit den aussortierten Gesichtern machen?

Abschluss
11. Präsentieren Sie die Gruppenportraits
12. Wie fühlen Sie sich jetzt?
13. Abschlusskreis

Material: vorbereitetes DIN A4-Papier (siehe Nr. 6), Filz- und Wachsmalstifte, Packpapier

---

Einführung

1. Wie haben Sie das letzte Treffen erlebt?

Wir haben uns eine Woche nicht gesehen. Wie haben Sie das vergangene Treffen erlebt? (Pause) *Was hat Ihnen gefallen, was hat Sie gestört?* (Pause) *Sind Ihnen in der Zwischenzeit dazu noch wichtige Gedanken gekommen, die Sie uns allen in der Gruppe oder uns als Leiter/innen mitteilen möchten?*

Der Austausch erfolgt frei, es muss nicht der Reihe nach gehen. Auch wenn es nach der Frage zunächst ruhig bleiben sollte, sollte eine Reaktion der Teilnehmenden abgewartet und nicht mit dem eigenen Kommentar begonnen werden.

2. Wie haben Sie sich in der letzen Woche gefühlt?

Wie haben Sie sich in der letzen Woche gefühlt? Hat Sie etwas wütend, fröhlich oder traurig gemacht?

Freier Austausch im Kreis.

3. Wie fühlen Sie sich heute?

Wie Sie sich heute fühlen?

Der Reihe nach Austausch im Kreis.

4. Zeigen Sie uns, wie Sie sich fühlen?

Stellen Sie bitte Ihr augenblickliches Gefühl ohne Worte durch Gesichtsausdruck und Bewegung dar.

Der Reihe nach Austausch im Kreis.

5. Zeigen Sie Ihr Gefühl einer Person aus der Gruppe

Suchen Sie sich bitte eine Person und sagen ihr, wie Sie sich fühlen. Dann zeigen Sie ihr bitte Ihr Gefühl nur durch Gesichtsausdruck und Bewegung. (Pause) *Die andere Person antwortet Ihnen, indem sie das Gefühl, das bei ihr dadurch ausgelöst wurde, beschreibt und vormacht.*

Anschließend wählt die zweite Person eine Dritte.

Zentralteil

6. Zeichnen Sie Ihre Gesichter

Die Teilnehmenden erhalten ein vorbereitetes Papier. Der DIN A4-Bogen ist längs in der Mitte durchgeschnitten. Auf dem Streifen sind in gleichmäßiger Entfernung vier gleich große Kreise eingezeichnet, unter denen dezent die Zahlen 1 bis 4 eingetragen sind. Der Streifen wird in vier Teile gefaltet, so dass nur der erste Kreis zu sehen ist. Die Teilnehmenden erhalten dieses Papier und Farben (Filz- und Wachsmalstifte).

Malen Sie bitte in diesen Kreis Ihr Gesicht, so dass man sieht, wie Sie sich jetzt fühlen.

Wenn alle fertig sind:

Malen Sie bitte in den nächsten Kreis ein Gesicht, das Sie anschaut. Zeichnen Sie das Gefühl, das auf diesem Gesicht zu sehen ist.

Danach geht es zum dritten Kreis:

Falten Sie bitte den dritten Kreis auf und zeichnen ein Gesicht mit dem Gefühl, das Sie am liebsten sehen möchten.

Im vierten Kreis gehen die Teilnehmenden wieder zum eigenen Gesicht zurück.

Im vierten Kreis zeichnen Sie bitte wieder Ihr Gesicht, und zwar mit dem Gefühl, das Sie beim Anblick des dritten Gesichtes spüren.

Diese Sequenz sollte nicht unter Zeitdruck durchgeführt werden. Die Aufgabe kann lang erscheinen, doch erwachsene Personen werden die nötige Konzentration aufbringen. Wir haben die Erfahrung gemacht, dass die Teilnehmenden gerne mitmachen, auch wenn anfangs kritische Anmerkungen erfolgten.

7. Stellen Sie Ihre Portraits vor

Die Teilnehmenden zeigen zunächst ihr erstes Gesicht, danach das letzte und kommentieren sie dann der Reihe nach im Kreis.

8. Wählen Sie die Gesichter aus, die Sie behalten möchten

Wenn die Gruppe groß ist, wird sie nun zunächst je nach der Ähnlichkeit des Gesichtsausdrucks der ersten Zeichnung in kleinere Gruppen aufgeteilt.

Schauen Sie sich alle gemalten Gesichter an. Wählen Sie dann bitte die aus, die Sie behalten möchten. Die anderen trennen Sie bitte ab.
Tauschen Sie sich bitte darüber aus, warum Sie diese Gesichter gewählt haben.

9. Wir stellen unsere Gesichter zu einem Gruppenportrait zusammen

Jede Gruppe erhält einen Bogen Packpapier, auf dem sie die ausgewählten Gesichter verteilt.

Machen Sie bitte aus den ausgewählten Gesichtern ein Gruppenportrait und geben Sie ihm einen Namen.

10. Was können wir mit den aussortierten Gesichtern machen?

Schauen Sie sich nun bitte noch einmal die aussortierten Gesichter an. Überlegen Sie, warum Sie diese aussortiert haben. Was hat Sie an ihnen gestört. (Pause) Was können wir mit diesen Gesichtern machen?

Zeit zum Nachdenken lassen. Danach setzt jede Gruppe ihre Ideen um.

Abschluss

11. Präsentieren Sie die Gruppenportraits

Die Gruppen präsentieren zunächst ihre Portraits und erzählen oder zeigen anschließend, was sie mit den aussortierten Gesichtern gemacht haben.

12. Wie fühlen Sie sich jetzt?

Wie fühlen Sie sich jetzt? Bitte erzählen Sie es uns und zeigen es mit Ihrem Gesichtsausdruck und mit einer Bewegung.

13. Abschlusskreis

Der/die Leiter/in ruft ihre Nachbarin beim Namen und macht dabei die eigene Bewegung. Die Angesprochene antwortet, indem sie den Namen des Leiters/der Leiterin sagt und dessen Bewegung wiederholt. Danach ruft sie die nächste Person im Kreis auf.

Erwachsenen-Workshop Nr. 12
Wasser

Einführung
1. Wie haben Sie das letzte Treffen erlebt?
2. Sagen Sie Ihren Namen so, wie er am besten zu Ihnen passt
3. Lassen Sie uns aus unseren Namen eine Welle machen
4. Wählen Sie einen Laut aus ihrem Namen
5. Lassen Sie uns aus unseren Lauten eine Welle machen

Zentralteil
6. Wer bin ich? Was sind meine Eigenschaften?
7. Was für ein Gewässer wären Sie?
8. Stellen Sie dies Gewässer dar

Abschluss
9. Wir verbinden unsere Gewässer
10. Abschlusskreis

Einführung

1. Wie haben Sie das letzte Treffen erlebt?

Wir haben uns eine Woche nicht gesehen. Wie haben Sie das vergangene Treffen erlebt? (Pause) *Was hat Ihnen gefallen, was hat Sie gestört?* (Pause) *Sind Ihnen in der Zwischenzeit dazu noch wichtige Gedanken gekommen, die Sie uns allen in der Gruppe oder uns als Leiter/innen mitteilen möchten?*

Der Austausch erfolgt frei, es muss nicht der Reihe nach gehen. Auch wenn es nach der Frage zunächst ruhig bleiben sollte, sollte eine Reaktion der Teilnehmenden abgewartet und nicht mit dem eigenen Kommentar begonnen werden.

2. Sagen Sie Ihren Namen so, wie er am besten zu Ihnen passt

Denken Sie bitte über sich und Ihren Namen nach. Auf welche Art gesprochen passt Ihr Name am besten zu Ihnen: hoch, tief, leise, laut, flüsternd?

Die Namen werden erst einzeln der Reihe nach und dann gemeinsam ausgesprochen.

3. Lassen Sie uns aus unseren Namen eine Welle machen

Lassen Sie uns aus unseren Namen eine Welle machen, indem der/die Erste seinen/ihren Namen sehr leise sagt, der Zweite etwas lauter und dann immer lauter.

Wenn Sie merken, dass die Welle ihren Höhepunkt erreicht hat, dann sagen Sie den Namen bitte leiser und immer leiser.

Nach der ersten Runde, wird der Reihe nach jeder Name von allen gemeinsam ausgesprochen. Auch hierbei soll der Welleneffekt erzeugt werden, d.h. die Lautstärke soll langsam anschwellen und dann wieder abklingen. Dies wird solange wiederholt, bis die Gruppe mit dem Effekt zufrieden ist.

4. Wählen Sie einen Laut aus Ihrem Namen

Wählen Sie aus Ihrem Namen einen Laut aus und sagen ihn der Reihe nach.

In einer zweiten Runde werden die Laute zu einer Kette vereint. Der/die Erste im Kreis beginnt, die nächste Person schließt sich mit ihrem Laut an, bis zum Schluss alle ihre Laute gemeinsam aussprechen und den Ton ein Wenig halten.

5. Lassen Sie uns aus unseren Lauten eine Welle machen

Lassen Sie uns aus unseren Lauten eine Welle machen, so wie wir das mit unseren Namen gemacht haben.

Zentralteil

6. Wer bin ich? Was sind meine Eigenschaften?
Denken Sie bitte einmal über sich selbst nach. (Pause) *Wie würden Sie auf die Fragen antworten: Wer bin ich? Was sind meine Eigenschaften?*

Freier Austausch im Kreis.

7. Was für ein Gewässer wären Sie?

Wenn Sie sich mit einem Gewässer vergleichen: Was für ein Gewässer wären sie?

Freier Austausch oder der Reihe nach im Kreis.
Nach unseren Erfahrungen ist die Beteiligung sehr rege. Es werden z.B. Erinnerungen wach an Flüsse aus der Heimat, aus der Kindheit usw.

8. Stellen Sie dies Gewässer dar

Versuchen Sie bitte, Ihr Gewässer durch Bewegung im Stehen darzustellen.

Diese Sequenz wird im Stehen der Reihe nach ausgeführt.

Stellen Sie Ihr Gewässer bitte durch den Klang Ihrer Stimme dar.
Als Drittes verbinden Sie nun Ihre Bewegungen und Stimmen.

Abschluss

9. Wir verbinden unsere Gewässer

Der/die Leiter/in zählt noch einmal alle Gewässer auf, die vorkamen. Er/sie nennt die Namen der Flüsse und Seen. Dabei ist es wichtig, niemanden zu vergessen.

Nun wollen wir unsere Gewässer so verbinden, wie sie in der Natur verbunden sind. Von der Quelle bis zum Meer oder bis zum Ozean. Auch wenn wir alle verschieden und einzigartig sind, so können wir uns doch verbinden - wie unsere Gewässer. Lassen wir unsere Gewässer fließen. Verteilen wir uns so im Raum, dass die Gewässer fließen können.

Wenn die Teilnehmenden sich im Raum verteilt haben, gibt der Leiter/die Leiterin ein Zeichen zum Start. Die Quellen beginnen mit ihren Bewegungen und Stimmen, dann schließen sich allmählich die anderen Gewässer an.

10. Abschlusskreis

Wie haben Sie sich während unseres Workshops gefühlt und wie fühlen Sie sich jetzt? Wählen Sie dazu bitte wieder Laute aus Ihrem Namen, die Ihrem jetzigen Gefühl am besten entsprechen. Auf mein Zeichen werden wir alle gemeinsam unsere Laute aussprechen. Zuerst leise, damit wir Wellen machen können.

Der/die Leiter/in unterstützt das Lauterwerden und beruhigt danach bis zur vollkommenen Stille. Wenn die Laute verstummt sind, Zeit für Ruhe lassen.

Einführung
1. Wie haben Sie das letzte Treffen erlebt?
2. Sagen Sie Ihren Namen
3. Sagen Sie Ihren Namen so, dass er möglichst viel/wenig Raum einnimmt
4. Sagen Sie Ihren Namen so, wie es Ihnen gefällt

Zentralteil
5. Jede/r hat das Recht auf seinen/ihren persönlichen Raum
6. Bringen Sie paarweise Ihre persönlichen Räume in Einklang

Abschluss
7. Wie haben Sie sich gefühlt?
8. Wir bringen unsere persönlichen Räume in Einklang
9. Abschlusskreis

Material: Kreide

Einführung

1. Wie haben Sie das letzte Treffen erlebt?

Wir haben uns eine Woche nicht gesehen. Wie haben Sie das vergangene Treffen erlebt? (Pause) *Was hat Ihnen gefallen, was hat Sie gestört?* (Pause) *Sind Ihnen in der Zwischenzeit dazu noch wichtige Gedanken gekommen, die Sie uns allen in der Gruppe oder uns als Leiter/innen mitteilen möchten?*

Der Austausch erfolgt frei, es muss nicht der Reihe nach gehen. Auch wenn es nach der Frage zunächst ruhig bleiben sollte, sollte eine Reaktion der Teilnehmenden abgewartet und nicht mit dem eigenen Kommentar begonnen werden.

2. Sagen Sie Ihren Namen

Nachdem alle ihren Namen ausgesprochen haben, sagt der/die Leiter/in:

Namen nehmen unabhängig davon, wer sie ausspricht, unterschiedliche Räume ein. Manche nehmen wenig Raum ein, wie z.B. kurze Namen, andere mehr. Sprechen Sie Ihre Namen erneut aus und beobachten Sie den Raum, den sie einnehmen.

Danach freier Austausch über die Namen und den eingenommenen Raum.

3. Sagen Sie Ihren Namen so, dass er möglichst viel/wenig Raum einnimmt

Sagen Sie Ihren Namen bitte jetzt so, dass er möglichst viel Raum einnimmt.

Nach der Runde:

Bitte sagen Sie ihn jetzt so, dass er möglichst wenig Raum einnimmt.

Anschließend freier Austausch darüber, wie die Teilnehmenden sich jeweils gefühlt haben.

4. Sagen Sie Ihren Namen so, wie es Ihnen gefällt

Sagen Sie Ihrem Nachbarn Ihren eigenen Namen so, wie es Ihnen am besten gefällt. Versuchen Sie dabei auch einzuschätzen, was Ihrem Nachbarn recht wäre.

Anschließend:

Wenn wir uns anderen vorstellen, ist uns nicht immer bewusst, dass wir dabei auch unser Verhältnis zu uns selbst zum Ausdruck bringen: Wie viel Raum leisten wir uns im Kontakt mit anderen? Ebenso drücken wir unser Verhältnis zu anderen aus, wenn wir deren Namen aussprechen: Achten wir auf deren persönlichen Raum? Überlegen Sie noch einmal, was Ihrem Nachbarn recht wäre, und sprechen Sie ihn/sie dann mit seinem/ihrem Namen so an, dass es sowohl Ihnen als auch ihm/ihr zusagt.

Aussprache der Reihe nach.

Zentralteil

5. Jede/r hat das Recht auf seinen/ihren persönlichen Raum

Jede/r hat das Recht auf seinen/ihren persönlichen Raum, den sowohl unser Körper als auch unser Geist braucht. Die Grenzen sind nicht klar zu sehen. Wir werden heute gemeinsam versuchen, diese Grenzen klarer und sichtbarer zu machen.

Eine der Leiter/innen setzt sich mit einem Stuhl in die Kreismitte. Er/sie schaut sich um und schätzt die Grenzen seines/ihres persönlichen Raumes ab: Was wäre der richtige Abstand zu den anderen? Diese Entfernung markiert er/sie mit einem Kreidekreis auf den Boden. Der/die andere Leiter/in sagt:

Setze dich bitte, schau und wähle jemanden aus der Gruppe aus und schließ dann die Augen. Der/die Ausgewählte wird sich dir dann mit seinem/ihrem Stuhl langsam nähern. Wenn du meinst, dass er/sie sich in einer dir passenden Entfernung befindet, gib ein Handzeichen, damit er/sie anhält.

Diese Position wird dann mit Kreide markiert und mit den Grenzen des persönlichen Raumes verglichen.

Schließ bitte noch einmal die Augen. Ich werde jetzt eine Person auswählen, die sich mit ihrem Stuhl von hinten an dich heran bewegen wird. Du gibst wieder das Stoppzeichen, wenn dein persönlicher Raum berührt wird.

Anschließend findet ein Austausch über die Gefühle statt. Es beginnt der/die Leiter/in in der Mitte, danach die Person, die von vorne kam, dann die dritte Person.

Nach der Vorstellung dieser Übung wird sie in beliebiger Reihenfolge mit allen Teilnehmenden wiederholt. Es sollte jedes Gruppenmitglied beteiligt werden, aber bei größeren Gruppen muss nicht jede/r jede Rolle übernommen haben.

6. Bringen Sie paarweise Ihre persönlichen Räume in Einklang

Diese Sequenz wird mit geöffneten Augen ausgeführt. Eine Person setzt sich wieder mit einem Stuhl in die Kreismitte und wählt eine Person aus der Gruppe aus. Die ausgewählte Person nähert sich langsam mit ihrem Stuhl. Beide legen durch nonverbale Interaktion, durch Blicke und Bewegungen die für sie optimale Entfernung fest. Danach vergleichen sie die Entfernungen und die Gefühle aus den beiden Sequenzen.

Wiederholung, bis alle einbezogen waren.

Abschluss

7. Wie haben Sie sich gefühlt?
Jeder von uns hat das Recht auf seinen persönlichen Raum. Dieses Recht beruht auf Gegenseitigkeit, auf der Achtung des persönlichen Raumes anderer. (Pause) *Sagen Sie bitte, was Sie darüber denken und wie Sie sich jetzt fühlen?*

Die Teilnehmenden berichten der Reihe nach ihre Erlebnisse aus dem Workshop.

8. Wir bringen unsere persönlichen Räume in Einklang
Wir wollen jetzt unsere persönlichen Räume alle miteinander in Einklang bringen. Dazu verteilen wir uns mit unseren Stühlen so im Raum, dass alle Abstände für alle gut sind.

Der/die Leiterin und ihre Nachbarin machen den Anfang, indem sie ihre Stühle so stellen, dass es beiden gefällt. Dann kommt die dritte Person hinzu, usw. bis zum Kreisende. Zum Schluss fragt der/die Leiter/in, ob die Entfernungen für alle stimmig sind.

9. Abschlusskreis

Nehmen Sie bitte eine bequeme Haltung ein und entspannen sich. Schließen Sie die Augen. Atmen Sie langsam und tief ein. Atmen Sie wieder aus. Stellen Sie sich Ihren persönlichen Raum vor. Nun stellen Sie sich auch die Menschen vor, mit denen wir hier zusammen sind. Wen würden Sie in Ihren persönlichen Raum einladen? Öffnen Sie die Augen. Wenn Sie möchten, nehmen Sie diese Vorstellung mit.

Erwachsenen-Workshop Nr. 14
Symbolisieren des persönlichen Raumes

Einführung
1. Wie haben Sie das letzte Treffen erlebt?
2. Wie fühlen Sie sich heute in diesem gemeinsamen Raum?
3. Zeigen Sie durch Bewegung, wie Sie sich fühlen
4. Zeigen Sie die Bewegung eines Anderen
5. Wir verbinden alle Gefühle in einer großen Bewegung
6. Wenn Ihr Gefühl eine Linie wäre, wie würde diese aussehen?

Zentralteil
7. Zeichnen Sie Ihren persönlichen Raum
8. Zeigen Sie Ihren persönlichen Raum
9. Stellen Sie sich Ihren persönlichen Raum als Teil eines größeren Raumes vor
10. Wie erleben Sie sich selbst in dem gemeinsamen Raum?

Abschluss
11. Wie fühlen Sie sich?
12. Abschlusskreis

Material: DIN A4-Papier und Farben, Packpapier, Kleber

Einführung

1. Wie haben Sie das letzte Treffen erlebt?

Wir haben uns eine Woche nicht gesehen. Wie haben Sie das vergangene Treffen erlebt? (Pause) *Was hat Ihnen gefallen, was hat Sie gestört?* (Pause) *Sind Ihnen in der Zwischenzeit dazu noch wichtige Gedanken gekommen, die Sie uns allen in der Gruppe oder uns als Leiter/innen mitteilen möchten?*

Der Austausch erfolgt frei, es muss nicht der Reihe nach gehen. Auch wenn es nach der Frage zunächst ruhig bleiben sollte, sollte eine Reaktion der Teilnehmenden abgewartet und nicht mit dem eigenen Kommentar begonnen werden.

2. Wie fühlen Sie sich heute in diesem gemeinsamen Raum?

Wie fühlen Sie sich heute in diesem gemeinsamen Raum? Entspannen Sie sich. Sagt Ihnen die Entfernung zu Ihren Nachbarn zu? Rücken Sie ihren Stuhl so, dass es Ihnen angenehm ist.

Freier Austausch im Kreis.

3. Zeigen Sie durch Bewegung, wie sie sich fühlen

Zeigen Sie bitte der Reihe nach durch eine Bewegung, wie Sie sich fühlen, und beobachten Sie auch die Bewegungen Anderer.

4. Zeigen Sie die Bewegung eines anderen

Tauschen Sie bitte Ihre Gefühle aus, indem Sie Ihre Bewegung und die Bewegung eines anderen Teilnehmenden vormachen.

Der/die Leiter/in beginnt mit einer Bewegung und ruft einen Teilnehmenden aus der Gruppe auf, indem er/sie seine/ihre Bewegung vormacht. Dieser ruft dann die nächste Person auf.

5. Wir verbinden alle Gefühle in einer großen Bewegung

Der/die Leiter/in bittet eine Teilnehmende, ein Paar aus der Gruppe aufzurufen. Diese beiden gehen in den Kreis und verbinden ihre Bewegungen zu einer gemeinsamen Bewegung. Danach rufen sie das nächste Paar auf, indem sie dessen Bewegungen vormachen. Das neue Paar verbindet wiederum seine Bewegungen zu einer gemeinsamen, anschließend verbinden alle Vier ihre Gefühlsbewegungen. Nach demselben Prinzip kommen die nächsten Vier hinzu. Und so weiter, bis alle in eine große, gemeinsame Bewegungs-Skulptur integriert sind.

Wenn Ihr Gefühl eine Linie wäre, wie würde diese aussehen?

Unsere Gefühle können wir auch als unseren inneren persönlichen Raum bezeichnen. Wir haben ihn gerade durch unsere Bewegungen erbaut oder symbolisiert. Wenn Ihre Gefühle eine Linie wären, wie würde diese Linie aussehen? (Pause) *Zeichnen Sie die Linie bitte in der Luft.*

Der Reihe nach.

Nun geben Sie bitte Ihrer Linie in Gedanken eine Farbe. (Pause) *Welche Farben würden Sie nehmen?*

Zentralteil

7. Zeichnen Sie Ihren persönlichen Raum

DIN A4-Papier und Farben liegen bereit.

Stellen Sie sich bitte Ihren persönlichen Raum vor, mit seinen Formen und Farben. (Pause) *Versuchen Sie nun bitte, Ihren persönlichen Raum auf zu malen.*

8. Zeigen Sie Ihren persönlichen Raum

Zeigen Sie bitte alle gleichzeitig Ihre Zeichnungen mit Ihren persönlichen Räumen, so dass alle sie sehen können. (Pause) *Welche Gedanken bewegten Sie, als Sie das Bild malten?*

9. Stellen Sie sich Ihren persönlichen Raum als Teil eines größeren Raumes vor

Ein Bogen Packpapier befindet sich in der Kreismitte.

Versuchen Sie, sich Ihren persönlichen Raum als Teil eines größeren Raumes vorzustellen. (Pause) *Das Packpapier symbolisiert nun diesen größeren Raum. Überlegen Sie bitte, wo in diesem großen Raum Ihr persönlicher Raum Platz findet.* (Pause) *Wenn Sie den Platz gefunden haben, legen Sie bitte Ihre Zeichnung dorthin. Wenn jede Zeichnung richtig liegt, gehen Sie bitte auf Ihren Platz zurück.*

10. Wie erleben Sie sich selbst in dem gemeinsamen Raum?

Schauen Sie sich bitte Ihre Zeichnung im gemeinsamen Raum an. Schauen Sie, wo Sie sich befinden. Wie erleben Sie sich? (Pause) *Möchte jemand seinen Raum mit einem anderen tauschen? Möchte jemand seinen Raum mit jemanden teilen? Möchte jemand seinen Raum mit einem anderen verbinden?*

Nach dem freien Austausch wird der gemeinsame Raum strukturiert und die Zeichnungen mit Kleber fixiert.

Abschluss

11. Wie fühlen Sie sich?

Wie fühlen Sie sich am Ende des Workshops in unserem gemeinsamen Raum?

12. Abschlusskreis

Welchen Namen würden Sie unserem Raum geben? Lassen Sie ihn uns in Erinnerung behalten.

Erwachsenen-Workshop Nr. 15

Nehmen und Geben

Einführung

1. Wie haben Sie das letzte Treffen erlebt?
2. Wir geben unsere Namen weiter
3. Wenn Sie sich zwei Namen aussuchen könnten, welche würden Sie wählen?
4. Wenn Ihr Name eine Bewegung wäre, wie würde diese aussehen?
5. Wir geben unsere Bewegungen weiter

Zentralteil

6. Wie fühlen Sie sich, wenn Sie etwas geben und wenn Sie etwas nehmen?
7. Wir knüpfen ein Netz der netten Worte
8. Wie haben Sie sich gefühlt, als Sie gegeben und als Sie genommen haben?
9. Was machen wir mit unserem Netz?

Abschluss

10. Wie fühlen Sie sich jetzt?
11. Wie würden Sie unser Netz nennen?
12. Möchten Sie weitere Botschaften ergänzen?
13. Abschlusskreis

Material: großes Wollknäuel, Namensschilder, Schere, Papier, Stifte

---

Einführung

1. Wie haben Sie das letzte Treffen erlebt?

Wir haben uns eine Woche nicht gesehen. Wie haben Sie das vergangene Treffen erlebt? (Pause) Was hat Ihnen gefallen, was hat Sie gestört? (Pause) Sind Ihnen in der Zwischenzeit dazu noch wichtige Gedanken gekommen, die Sie uns allen in der Gruppe oder uns als Leiter/innen mitteilen möchten?

Der Austausch erfolgt frei, es muss nicht der Reihe nach gehen. Auch wenn es nach der Frage zunächst ruhig bleiben sollte, sollte eine Reaktion der Teilnehmenden abgewartet und nicht mit dem eigenen Kommentar begonnen werden.

2. Wir geben unsere Namen weiter

Nun wollen wir unseren Namen unserem Nachbarn geben. Drehen Sie sich dazu bitte zu ihm, klatschen Sie in die Hände und sagen sie Ihren Namen. Er macht dasselbe zur nächsten Nachbarin, und so weiter.

Danach folgt die nächste Sequenz, in der das Klatschen des „Gebers" und des „Nehmers" zur selben Zeit erfolgt.

Bitte wiederholen Sie dasselbe nun so, dass Ihr Nachbar den Namen fängt, indem er zur selben Zeit klatscht wie Sie.

3. Wenn Sie sich zwei Namen aussuchen könnten, welche würden Sie wählen?

Wenn Sie sich zwei Namen aussuchen könnten, welche würden Sie wählen? Fühlen Sie sich bei ihrer Wahl ganz frei.

Nach der Nennung der Namen rufen sich die Teilnehmenden gegenseitig auf.

Sagen Sie bitte Ihren zweiten Namen und rufen Sie eine andere Person in diesem Kreis mit Ihrem Vornamen. Diese Person sagt dann ihren zweiten neu gewählten Namen und ruft die nächste Person.

Eine Erfahrung zeigt, dass zumeist eine lockere Stimmung entsteht. Wenn das der Fall ist, kann die nächste Sequenz angeschlossen werden.

Sagen Sie bitte Ihren zweiten Namen und rufen Sie eine Person mit ihrem neuen Namen.

4. Wenn Ihr Name eine Bewegung wäre, wie würde diese aussehen?

Wenn Ihr Name eine Bewegung wäre, wie würde diese aussehen? Sagen Sie bitte Ihren Namen und fügen Sie eine Bewegung hinzu.

Die Ausführung erfolgt der Reihe nach.

Rufen Sie bitte jemanden mit seinem Namen und geben Sie ihm dann Ihre Bewegung. Er/sie sagt dann den Namen des Nächsten und gibt die eigene Bewegung weiter.

5. Wir geben unsere Bewegungen weiter

Machen Sie bitte Ihre Bewegung vor und geben Sie diese Ihrem Nachbarn, er nimmt sie an, d.h. er wiederholt sie und gibt sie dann weiter. So wandert die Bewegung durch den ganzen Kreis. Wenn jemand möchte, kann er/sie die Bewegung ein wenig verändern, und zwar so, dass sie als verschönerte Bewegung zu ihrem Besitzer zurückkehrt.

Zentralteil

6. Wie fühlen Sie sich, wenn Sie etwas geben und wenn Sie etwas nehmen?

Jeder und jede von uns gibt und nimmt. Jeder von uns gibt Geschenke und empfängt Geschenke. Das erleben wir ganz unterschiedlich. Wie fühlen Sie sich, wenn Sie geben? Wie fühlen Sie sich, wenn Sie empfangen?

Freier Austausch im Kreis. Diese Fragen können aufgrund der Flüchtlingssituation der Teilnehmenden unterschiedliche Gefühle auslösen. Für den/die Leiterin können sich hier neue Aspekte der Persönlichkeiten in dieser besonderen Lebenssituation erschließen.

7. Wir knüpfen ein Netz der netten Worte

Der/die Leiter/in hält ein dickes, weiches Wollknäuel in den Händen. Er/sie wickelt das Ende des Fadens einige Male um den Finger und wirft das Knäuel einer Person aus der Gruppe zu. Diese wiederum wickelt auch ein Stück Faden um den Finger und wirft das Knäuel weiter, so dass allmählich ein Netz entsteht. Bitte darauf achten, dass genügend Wolle da ist, damit jedes Gruppenmitglied erreicht werden kann.

Schauen Sie sich bitte alle hier im Kreis an und suchen Sie sich eine Person aus, der Sie gleich etwas Nettes sagen möchten. (Pause) *Jetzt wollen wir nacheinander das Knäuel zu der Person werfen, die wir ausgesucht haben und ihr dabei die netten Worte sagen. Ich werde beginnen.*

Wenn das Netz geknüpft ist, folgt die Frage:

Erinnert Sie dieses Netz an etwas?

Freier Austausch oder der Reihe nach.

8. Wie haben Sie sich gefühlt, als Sie gegeben und als Sie genommen haben?

Wie haben Sie sich gefühlt, als Sie das Knäuel geworfen haben? Wie fühlten Sie sich, als Sie es erhielten? (Pause) *Wie haben Sie sich beim Geben und wie beim Nehmen gefühlt?*

9. Was machen wir mit unserem Netz?

Was machen wir jetzt mit dem von uns geknüpften Netz? Sollen wir es durchschneiden, so dass jeder seinen Teil als das ihm/ihr Gegebene behält? Oder möchten Sie, dass das Netz nicht zerschnitten wird?

Die nächsten Schritte folgen je nach Wunsch der Gruppe:
Wenn die Teilnehmenden das Schneiden des Netzes möchten, werden alle Teile mit Namensschildern versehen und gemeinsam an einer Wand angebracht
Wenn die Meinungen geteilt sind, wird vorgeschlagen, dass diejenigen, die ihr Teil heraus schneiden möchten, damit dann gemeinsam eine Wand gestalten. Die anderen verbinden sich wieder, indem sie die Enden aneinander knoten.
Wenn das gemeinsame Netz nicht zerschnitten werden soll, wird es in umgekehrter Reihenfolge entflochten. Das Knäuel endet dann bei dem/der Leiter/in.

Abschluss

10. Wie fühlen Sie sich jetzt?

Austausch im Kreis.

11. Wie würden Sie unser Netz nennen?

Austausch im Kreis.

12. Möchten Sie weitere Botschaften ergänzen?

Fallen ihnen jetzt zum Ende des Workshops noch weitere nette Botschaften ein, die Sie anderen mitteilen möchten? Sie können diese jetzt sagen oder aufschreiben. Die geschriebenen Botschaften werden wir dann am Knäuel befestigen.

13. Abschlusskreis

Verbindung der Teilnehmenden durch einen im Kreis von Person zu Person weiter gegebenen Händedruck.

> *Hinweis:* Das Knäuel wird im nächsten Workshop weiter verwendet.

Erwachsenen-Workshop Nr. 16
Gemeinsame Verbindungen

Einführung
1. Wie haben Sie das letzte Treffen erlebt?
2. Was spüren Sie, wenn Sie das Knäuel in den Händen halten?
3. Werfen Sie das Knäuel und sagen Sie, wie Sie sich fühlen
4. Zeigen Sie Ihr Gefühl durch Bewegung
5. Lassen Sie uns unsere Bewegungen miteinander verbinden

Zentralteil
6. Erinnern Sie sich an alle Verbindungen, die für Sie wichtig waren
7. Was möchten Sie einer Person sagen oder schreiben, die weit weg ist?
8. Präsentieren Sie Ihre Botschaften
9. Wir ergänzen unser Knäuel mit den neuen Botschaften

Abschluss
10. Was machen wir mit den aufgereihten Botschaften?
11. Abschlusskreis

Material: Wollknäuel aus Workshop 15, DIN A4-Papier, Farben

Einführung

1. Wie haben Sie das letzte Treffen erlebt?

Wir haben uns eine Woche nicht gesehen. Wie haben Sie das vergangene Treffen erlebt? (Pause) *Was hat Ihnen gefallen, was hat Sie gestört?* (Pause) *Sind Ihnen in der Zwischenzeit dazu noch wichtige Gedanken gekommen, die Sie uns allen in der Gruppe oder uns als Leiter/innen mitteilen möchten?*

Der Austausch erfolgt frei, es muss nicht der Reihe nach gehen. Auch wenn es nach der Frage zunächst ruhig bleiben sollte, sollte eine Reaktion der Teilnehmenden abgewartet und nicht mit dem eigenen Kommentar begonnen werden.

2. Was spüren Sie, wenn Sie das Knäuel in den Händen halten?

Erkennen Sie das Knäuel wieder? Es ist ein besonderes Knäuel. Es ist ein Knäuel der menschlichen Verbindungen. Sie haben ihm letztes Mal den Namen ... gegeben und es mit folgenden netten Botschaften versehen ... Es kann unsere Verbindungen auf viele Menschen erweitern. Nehmen Sie das Knäuel in die Hand, halten Sie es und fühlen Sie es. Was spüren Sie?

Persönlicher Austausch der Reihe nach im Kreis.

3. Werfen Sie das Knäuel und sagen Sie, wie Sie sich fühlen

Schauen Sie sich die Anderen in der Gruppe an und wählen eine Person aus, der Sie das Knäuel zuwerfen möchten. (Pause) Werfen Sie das Knäuel und sagen Sie bitte, wie Sie sich fühlen.

Der/die Leiter/in beginnt. Unserer Erfahrung nach können hier sehr starke Gefühle wach werden.

4. Zeigen Sie Ihr Gefühl durch Bewegung

Verbinden Sie bitte Ihr Gefühl mit einer Bewegung und zeigen uns diese.

Die Bewegungen werden der Reihe nach ausgeführt.

5. Lassen Sie uns unsere Bewegungen miteinander verbinden

Lassen Sie uns nun alle unsere Bewegungen miteinander verbinden, indem wir der Reihe nach unsere Gefühle unserem Nachbarn zeigen.

Zentralteil

6. Erinnern Sie sich an alle Verbindungen, die für Sie wichtig waren

Erinnern Sie sich bitte an alle Verbindungen, die für Sie wichtig waren. (Pause) Denken Sie an die Menschen, die jetzt nicht mit Ihnen zusammen sind, aber von denen Sie wissen, dass Sie gern Ihren Namen hören würden.

Hier ist es wichtig, genügend Zeit zum Erinnern zu geben, weder zu lang, noch zu kurz.

Wie heißen diese Menschen? Sagen Sie uns bitte Ihre Namen.

Der Reihe nach im Kreis.

7. Was möchten Sie einer Person sagen oder schreiben, die weit weg ist?

Es liegen Papier (DIN A4-Bögen) und Farben bereit.

Überlegen Sie nun bitte einmal, was sie jemanden, den Sie gern sehen möchten und der jetzt weit weg von Ihnen ist, sagen oder schreiben möchten. (Pause) Schreiben Sie es bitte auf oder überlegen Sie, wie Sie es sagen würden.

Für diese Sequenz ist sehr viel Zeit erforderlich.

8. Präsentieren Sie Ihre Botschaften

Menschliche Verbindungen bestehen auch dann, wenn uns nahe stehende Menschen nicht bei uns sind. Doch auch wenn sie weit weg sind, können sie nahe sein. Welche Botschaften sind Ihnen eingefallen, als Sie an die Menschen gedacht haben, die Ihnen wichtig sind? Sagen Sie es uns bitte der Reihe nach.

9. Wir ergänzen unser Knäuel um die neuen Botschaften

Das letze Mal haben wir unsere Botschaften am Knäuel befestigt, nun können wir weitere hinzufügen, und damit unsere Verbindungen ausweiten und verstärken.

Das Knäuel wird der Reihe nach entrollt, um dann die neuen Botschaften aufzureihen.

Abschluss

10. Was machen wir mit den aufgereihten Botschaften?

Wenn alle Botschaften befestigt sind, wird frei überlegt, was nun mit aufgelösten Knäuel gemacht werden soll.
Nach unseren Erfahrungen kommen viele Vorschläge. (Opa Maksim schlug z.B. vor, den Faden zu flechten und dann in ein Körbchen in die Kreismitte zu legen.)

11. Abschlusskreis

Zum Abschluss stellen wir uns vor, dass alle Botschaften zu den Menschen gelangen, für die sie bestimmt waren. Wir wollen sie auf ihrem Weg mit unseren Stimmen begleiten. Jede/r wählt sich einen Ton aus, und wir werden dann alle zur gleichen Zeit die Töne anstimmen und dabei die Hände in die Kreismitte strecken.

Einführung
1. Wir stellen uns gegenseitig vor
2. Wir verbinden unseren Namen mit einer Bewegung oder einer Farbe
3. Wir schreiben unsere Namen und/oder unser persönliches Zeichen
4. Wir grüßen einander
5. Wir erinnern uns an schöne, wichtige Worte

Zentralteil
6. Wir machen mit den schönen Worten eine Geschichte über die Kindheit
7. Wir präsentieren unsere Geschichten

Abschluss
8. Wir geben den Kindern Kraft, die hier sind
9. Wir geben den Kindern Kraft, die nicht hier sind
10. Abschluss

Material: unterschiedlich farbiges Papier, Stifte, Stecknadeln, Packpapier, eine Geschichte und einen Gegenstand aus der Geschichte

---

Einführung

1. Wir stellen uns gegenseitig vor

Weil heute Eltern und Kinder das erste Mal alle zusammen da sind, wollen wir uns zunächst einmal gegenseitig vorstellen und der Reihe nach unsere Namen sagen.

2. Wir verbinden unsere Namen mit einer Bewegung oder einer Farbe

In einer zweiten Runde wollen wir unsere Namen mit einer Bewegung oder einer Farbe verbinden, die er oder sie mag.

3. Wir schreiben unsere Namen und/oder unser persönliches Zeichen

Aus einer Auswahl von unterschiedlich farbigen Papier sucht sich jede/r seine/ihre Farbe aus. Dann schreibt jede/r den Namen und/oder das persönliche Zeichen darauf (vgl. Kinder-Workshop Nr. 3).

4. Wir grüßen einander

Der/die Leiter/in wendet sich besonders an die Kinder:

Kinder, hebt eure Namen hoch, höher, so hoch es geht, und jetzt winkt alle und grüßt einander.

Kurze Pause.
Beendigung der Sequenz durch ein gemeinsames, allen bekanntes Lied, z.B. „Shalom - wir wollen Frieden für alle" (siehe Anhang). Stattdessen bietet es sich auch an, ein Lied zu singen, das die Teilnehmenden selber mitgebracht haben.

5. Wir erinnern uns an schöne, wichtige Worte

Die Kinder werden angeregt, darüber nachzudenken, welche Worte für sie wichtig und schön sind. Sie werden gebeten, diese zu nennen und ermuntert, sie nicht zu vergessen.
Auch die Erwachsenen werden gebeten, sich an schöne und wichtige Worte aus ihrer Kindheit zu erinnern und auf die Rückseite der farbigen Blätter zu schreiben.
Anschließend bekommen alle ein Stück Papier in ihrer Farbe und eine Stecknadel, um es als Abzeichen an die Brust zu heften. Danach werden Gruppen nach der Farbe des Papiers gebildet. Es ist wichtig, dass in jeder Gruppe mindestens eine erwachsene Person ist. Es kann auch reine Erwachsenengruppen geben, nicht jedoch reine Kindergruppen.

Zentralteil

6. Wir machen mit den schönen Worten eine Geschichte über die Kindheit

Wenn Gruppen gebildet sind, stellen sich alle noch einmal vor und nennen ihr schönes und wichtiges Wort.

Versuchen Sie jetzt, eine gemeinsame Geschichte über die Kindheit zu machen. (Pause) In ihr sollen alle schönen und wichtigen Worte eine Rolle spielen. Vielleicht kommen auch Farben, Geräusche und Düfte darin vor. Und die Hauptperson der Geschichte soll ein Kind sein.

Um die Geschichten festzuhalten, werden große Bögen Packpapier und Farben verteilt.

7. Wir präsentieren unsere Geschichten

Jede Gruppe geht in die Mitte und beginnt ihre Präsentation, indem zunächst jedes Gruppenmitglied den eigenen Namen und das schöne Wort sagt. Danach stellt die Gruppe ihre Geschichte vor. Sie kann diese z.B. erzählen oder vorspielen. Danach wird sie gebeten, der Geschichte einen Namen zu geben und sie als Skulptur darzustellen.

Abschluss

8. Wir geben den Kindern Kraft, die hier sind

Der/die Leiter/in wendet sich an die Kinder:

Kinder, Ihr wart heute die Hauptpersonen aller Geschichten. Wie alle Hauptpersonen, habt auch Ihr heute eine besondere Ehre und Aufmerksamkeit verdient. Deshalb sollt Ihr frei und mutig in die Kreismitte kommen, hierher zu mir.

Der/die Leiter/in steht in der Mitte, um die Kinder zu ermutigen. Er/sie wendet sich dann an alle:

In uns allen befindet sich ein großer, unsichtbarer Schatz. Er soll jetzt aus uns heraus für unsere Kinder und ihre Zukunft leuchten. Zeigen Sie es ihnen so wie Sie es fühlen, durch Bewegung oder Worte, durch Töne oder ein Lied aus Ihrer Kindheit. Ich weiß, dass jeder von Ihnen diesen Schatz ausdrücken kann. Versuchen Sie es. Wir wollen so unseren inneren Schatz und unsere Kraft unseren Kindern weiter geben.

Bevor die Sequenz der Reihe nach und einzeln ausgeführt wird, sollte etwas Zeit zum Überlegen gegeben werden. Dann wird die erste Person gebeten, ein paar Schritte auf die Kinder zuzugehen, ihren inneren Schatz auszudrücken und so an die Kinder weiterzugeben. Diese Aktivität hilft, die Distanz in dem heute recht großen Kreis etwas aufzuheben und mögliche Spannungen abzubauen. Sie wirkt positiv auf alle und schützt zugleich vor zu starken Gefühlen.

9. Wir geben den Kindern Kraft, die nicht hier sind

Alle werden in den Kreis gerufen und der/die Leiter/in legt einen „Bumerang der Güte" in die Mitte des Kreises.

Dieses ist ein Bumerang, den wir „Bumerang der Güte" nennen wollen. Er ist mit den Kindern aus Banja Luka gekommen, mit einer Geschichte, die ich vorlesen möchte.

> *Hinweis:* Hier bietet es sich an, eine Geschichte auszuwählen, die für die Kinder einen Bezug zu ihren Erfahrungen und zu ihrem jeweiligen Lebenskontext hat. In der Geschichte der Kinder aus Banja Luka geht es sinngemäß um Folgendes: Wenn man anderen etwas Gutes tut, bekommt man auch Positives wieder zurück.

Nach dem Vorlesen genügend Zeit lassen.

Schaut euch nun bitte den Bumerang an. Wir nehmen uns die Zeit, um an uns zu denken und an das, was in uns steckt. Wir spüren die inneren Schätze, den inneren Reichtum und unsere Kraft. (Pause)
Jetzt wollen wir uns alle zusammen wünschen, dass unsere Schätze zu den Kindern gelangen, die jetzt nicht hier bei uns sind. Wir wollen die Kinder erreichen, die unsere Kraft brauchen. (Pause)
Jede/r kann nun die Schätze so auf die Reise schicken, wie es für sie oder ihn am besten ist. Mit Stimmen, Worten, Bewegungen. (Pause) Mit Vogelgesang, fließendem Gewässer. So wie jede/r möchte. (Pause)

Lasst uns unsere Kräfte und unseren Reichtum vereinen und zusammen auf die Reise schicken.

10. Abschluss

Je nach Stimmung in der Gruppe kann zum Abschied angeboten werden, ein Lied zu singen, z.B. das in vielen Übersetzungen bekannte „Shalom - wir wollen Frieden für alle" (siehe Anhang), oder einen Händedruck im Kreis herum zu geben.

Einführung

1. Wir verbinden unseren Namen mit einem selbst gewählten Gefühl
2. Sprechen Sie Ihren Namen verängstigt aus
3. Machen Sie Ihrem Nachbarn Angst mit Ihrem Namen
4. Wie reagiert der/die Nachbar/in auf Ihr Angstmachen?

Zentralteil

5. Ich habe Angst vor ...
6. Malen Sie Ihr verängstigtes Gesicht
7. Ich mache Menschen Angst, wenn ...
8. Wir betrachten „Verängstigte" und „Angstmacher"
9. Wir gruppieren die gemalten Gesichter
10. Wir geben den Gruppen Namen
11. Wir suchen Lösungen
12. Wir stimmen über die besten Lösungen ab
13. Wir halten die Lösungen fest

Abschluss

14. Wir bauen Skulpturen
15. Abschlusskreis

Material: längs geschnittenes DIN A4-Papier mit zwei Kreisen (siehe Nr. 5), Stifte, Packpapier, Filzstifte, Kleber

---

Einführung

1. Wir verbinden unsere Namen mit einem selbst gewählten Gefühl

Lassen Sie uns den heutigen Workshop wieder mit unseren Namen beginnen. Bitte verbinden Sie ihn dieses Mal mit einem selbst gewählten Gefühl, das Sie mit Hilfe der Stimme und der Art der Aussprache zum Ausdruck bringen.

2. Sprechen Sie Ihren Namen verängstigt aus

Sagen Sie nun Ihren Namen bitte mit dem Gefühl der Angst.

Nach der Ausführung der Reihe nach folgt die gemeinsame.

195

3. Machen Sie Ihrem Nachbarn Angst mit ihrem Namen

Wenden Sie sich bitte Ihrem Nachbarn zu, sagen Sie Ihren Namen, und zwar so, dass Sie ihm Angst machen.

Wird der Reihe nach ausgeführt.

4. Wie reagiert der/die Nachbar/in auf das Angstmachen?

Jetzt wollen wir darauf achten, wie die Nachbarin reagiert, wenn Sie Ihr durch eine Grimasse, durch eine Bewegung oder mit Hilfe der Stimme Angst machen. Die Angesprochene soll dann zeigen, wie Sie sich fühlt.

Wird paarweise wechselseitig ausgeführt, wobei alle Paare zunächst Zeit zum Ausprobieren haben. Danach folgt die Präsentation.

Zentralteil

5. Ich habe Angst vor ...

Einleitend führt der/die Leiter/in kurz in das Thema Angst ein und betont, dass Angstgefühle Gefühle sind, die alle Menschen kennen und haben und denen sie oft begegnen. Anschließend erhält jeder/jede Teilnehmende ein längs geschnittenes DIN A4-Papier mit zwei Kreisen. Das Papier wird in der Mitte gefaltet. In jeder der Hälften ist ein Kreis mit 5 bis 6 cm Durchmesser so gezeichnet, dass etwas Freiraum unterhalb des Kreises bleibt.

Ich werde gleich den Beginn eines Satzes sagen, und Ihre Aufgabe ist es, ihn so zu beenden, wie Sie möchten. Schreiben Sie Ihren Satz bitte in den Freiraum unter den Kreis. Der Satz beginnt mit: „Ich habe Angst vor ...“

6. Malen Sie Ihr verängstigtes Gesicht

Jetzt zeichnen Sie bitte in den Kreis über Ihrem Satz den Ausdruck Ihres Gesichtes, wenn Sie Angst haben.

Wenn alle Teilnehmenden fertig sind, werden sie gebeten, ihre Sätze und Gesichter der Reihe nach zu zeigen und zu erläutern.

7. Ich mache Menschen Angst, wenn ...

Drehen Sie nun bitte das Papier um. Dort finden Sie einen zweiten Kreis. Ich werde wieder den Anfang eines Satzes sagen, den Sie bitte wieder beenden. Er lautet: „Ich mache Menschen Angst, wenn ...“

Wie beim ersten Teil soll auch hier anschließend der eigene Gesichtsausdruck gezeichnet werden, dieses Mal als „Angstmacher“.
Austausch der Reihe nach im Kreis.

8. Wir betrachten „Verängstigte" und „Angstmacher"

Schneiden Sie bitte Ihr Papier in zwei Hälften und trennen Sie so den Angstmacher und den Verängstigten. Legen Sie sie bitte so, dass alle sie sehen können (auf den Fußboden, auf den Tisch). Bilden Sie dabei zwei Gruppen von Zeichnungen; in eine kommen die Verängstigten und in die andere die Angstmacher.

Das Betrachten der Gruppen der „Angstmacher" und der „Verängstigten" ist aufgrund der Erfahrungen der Flüchtlinge ein kritischer Moment. Bewertungen, Kommentare und psychologische Deutungen sollten an dieser Stelle vermieden werden.

9. Wir gruppieren die gemalten Gesichter

Die Aufgabe für die Gesamtgruppe lautet nun, sich alle Gesichter und die Sätze anzuschauen und nach Ähnlichkeit zu gruppieren. Zunächst werden aus den gemalten Gesichtern Paare gebildet und daraus dann größere Gruppen. Die Gruppen sollen jeweils „Angstmacher" und „Verängstigte" enthalten. Nach welchen weiteren Kriterien die Gruppen gebildet werden, hängt von der Absprache der Teilnehmenden ab.

10. Wir geben den Gruppen Namen

Lassen Sie uns jetzt Namen für die Gruppen finden.

Nach unseren Erfahrungen kann es sein, dass hier Namen fallen, die Einzelne verletzen können, wie „Hexe" oder „Feigling". Der/die Leiter/in sollte darauf vorbereitet sein und sie z.B. abschwächen, abwenden oder mit Humor versehen.

11. Wir suchen Lösungen

Vor Ihnen befinden sich jetzt Gruppen von Angstmachern und Verängstigen. Schauen Sie sich diese Gruppen an, als würde es sich um andere Menschen und nicht um Sie selber handeln. Ihre Aufgabe ist nun, für jede Gruppe Lösungen der Situation zu finden, so dass die Verängstigten keine Angst mehr haben brauchen und die Angstmacher nicht mehr furchterregend aussehen. Schlagen Sie alles vor, was Ihnen einfällt. Es gibt hier keine richtigen und falschen Antworten.

Gruppe für Gruppe werden nacheinander Lösungen in je einem „Brainstorming" gesammelt. Alle vorgeschlagenen Lösungen werden in einer Liste zu der jeweiligen Gruppe aufgeschrieben. Es wird nicht bewertet und nicht kommentiert.

12. Wir stimmen über die besten Lösungen ab

In dieser Sequenz wird darüber abgestimmt, welche der gesammelten Lösungsvorschläge jeder Liste die besten sind. Stimmrecht haben dabei jeweils jene Teilnehmenden, deren gemalte Gesichter zu der Gruppe gehören, über die gerade abgestimmt wird. Sie erörtern die vorgeschlagenen Lösungen in Hinsicht darauf, ob sie sowohl den Verängstigten helfen, keine Angst mehr zu haben, als auch die Angstmacher beeinflussen, weniger furchterregend zu wirken.
Nach jeder Abstimmung liest der/die Leiter/in die Liste mit den Vorschlägen noch einmal vor und hebt jene hervor, die die meisten Stimmen erhalten haben.

13. Wir halten die Lösungen fest

Der/die Leiter/in verteilt Packpapier, Filzstifte und Kleber.

Legen Sie nun bitte die Gruppen der gemalten Gesichter auf dieses große Blatt Papier. Schreiben sie darunter die besten Lösungen, die sowohl den Verängstigten helfen, keine Angst mehr zu haben, als auch die Angstmacher beeinflussen, weniger furchterregend zu wirken.

Die entstandenen Bogen werden gut sichtbar an die Wand geheftet und sollten auch über diesen Workshop hinaus dort hängen bleiben.

Abschluss

14. Wir bauen Skulpturen

Die Gruppe wird in zwei Gruppen geteilt, die eine übernimmt die Rolle der Angstmacher, die andere die der Verängstigten.

Wir wollen jetzt Skulpturen aufbauen und mit der Gruppe der Verängstigten beginnen. Alle in dieser Gruppe haben jetzt die Aufgabe, eine Pose einzunehmen, die große Angst ausdrückt. Bitte bleiben Sie dann so stehen, erstarren Sie in dieser Position.
Die Angstmacher gehen dann nacheinander zu den Verängstigen und verändern bei jedem Gruppenmitglied je ein Detail der Pose so, dass sie weniger verängstigt wirkt.

Anschließend werden die Aufgaben getauscht: Die Angstmacher stellen sich als Skulptur auf und die Verängstigten verändern sie.

15. Abschlusskreis

Freies Gespräch über den Workshop.

Einführung

1. Lassen Sie uns über Worte nachdenken
2. Wir haben Worte mitgebracht

Zentralteil

3. Wir bringen Worte zusammen und erstellen daraus Geschichten, Zeitungsnachrichten oder Anzeigen
4. Wir präsentieren die Ergebnisse

Abschluss

5. Wir erstellen eine gemeinsame Zeitung
6. Wir geben der Zeitung einen Namen
7. Abschlusskreis

Material: Zeitungen, DIN A4-Papier, Scheren, Kleber, Filzstifte, Farbe, Heftklammern

---

Einführung

Vorbemerkung:

Zur Vorbereitung des Workshops sammelt der/die Leiter/in Worte aus Zeitungsüberschriften und klebt sie jeweils auf DIN A4-Papier. Die Buchstaben sollten möglichst groß sein. Es sollten einzelne Worte oder Wortpaare sein, jedoch keine Sätze. 50 bis 60 Worte werden pro Teilnehmer/in benötigt. Damit diese noch auswählen können, sollten jedoch wesentlich mehr Worte als nötig vorhanden sein. Bei der Sammlung ist es sehr wichtig, Worte mit äußerst negativen Bedeutungen zu vermeiden, wie z.B. „Tod, Schmerz, Verlust, Krankheit..." Solche Worte würden sehr schnell und einseitig die Richtung der Gedanken und der Geschichten bestimmen. Neben den Worten werden auch Kleber, Filzstifte und Farbe sowie weitere A4-Blätter benötigt.

1. Lassen Sie uns über Worte nachdenken

Nach der üblichen einführenden Sequenz - Gespräche über Neuigkeiten zwischen zwei Treffen, Vorstellung neuer Mitglieder usw. - beginnt der/die Leiter/in mit der heutigen Einleitung.

Lassen Sie uns über etwas sprechen, das wir ständig benutzen, worüber wir aber selten nachdenken. Über Worte. (Pause) *Was kann man alles mit Worten machen? Sind wir uns ihrer bewusst, wenn wir sie benutzen? Wann werden wir uns der Worte bewusst? Wozu dienen Worte?*

Nachdem die Teilnehmenden Zeit zum Nachdenken hatten, erfolgt ein freier Austausch in der Gruppe. Der/die Leiter/in achtet insbesondere darauf, dass auch die Funktion der Worte und der Sprache thematisiert wird.

2. Wir haben Worte mitgebracht

Der/die Leiter/in breitet die vorbereiteten Worte auf dem Tisch aus, so dass alle sie sehen und anfassen können. Sie erhalten die Aufgabe, sich 50 bis 60 Worte auszusuchen.

Zentralteil

3. Wir bringen Worte zusammen und erstellen daraus Geschichten, Zeitungsnachrichten oder Anzeigen

Schauen Sie sich bitte „Ihre Worte" an. Ihre Aufgabe ist jetzt, aus diesen Worten eine Geschichte zu machen, eine Zeitungsnachricht oder eine Anzeige, je nachdem, was Sie möchten. Versuchen Sie, Worte so zusammen zu bringen, dass sie uns etwas sagen.

Unserer Erfahrung nach wird die Erstellung der Geschichten begleitet sein von Kommentaren, Gelächter, Ruhe, Austausch von Nachrichten usw.. Dies ist unserer Einschätzung nach ebenso wichtig wie das Produkt selbst und sollte von dem/der Leiter/in nicht unterbunden werden. Da die anderen Sequenzen dieses Workshops sehr kurz sind, ist hier genügend Zeit, selbst mehrere Geschichten zu machen, wenn es gewünscht ist.
Der Workshop ist offen für alle und es können neue Mitglieder hinzukommen. Bei Jugendlichen oder Kindern sollte der/die Leiter/in besonders darauf achten, dass niemand deren Geschichten bewertet, ändert oder berichtigt. Sie sollten so akzeptiert werden, wie sie sind.
Die fertigen Geschichten werden auf DIN A4-Papier geklebt, falls Worte fehlen, können diese auch per Hand hinzu geschrieben werden.

4. Wir präsentieren die Ergebnisse

Der Reihe nach werden die Geschichten, Zeitungsnachrichten und Anzeigen vorgestellt. Falls jemand nicht vorlesen möchte, fragt der/die Leiter/in, ob er/sie dies übernehmen soll, drängt aber nicht weiter darauf. Falls jemand sein Blatt in die Runde geben möchte, so ist auch das möglich. Wieder sollte der/die Leiter/in darauf achten, dass die Geschichten nicht bewertet werden.

Abschluss

5. Wir erstellen eine gemeinsame Zeitung

Jetzt wollen wir all unsere Geschichten und Nachrichten miteinander verbinden und daraus eine Zeitung erstellen.

Falls jemand nicht an der gemeinsamen Zeitung beteiligt sein möchte, wird dies akzeptiert.

6. Wir geben der Zeitung einen Namen

Ist die Zeitung gebunden, haben alle der Reihe nach die Möglichkeit, sie durchzublättern. Dann wird sie in die Tischmitte gelegt und alle zusammen überlegen, welchen Namen die Zeitung bekommen soll. Es können unterschiedliche Namen vorgeschlagen werden, aus denen die Gruppe einen oder mehrere auswählt.

7. Abschlusskreis

Erinnern Sie sich an den Beginn des heutigen Workshops? Wir hatten viele Worte mitgebracht und Sie haben in Ihren Geschichten Ihre dazu gegeben. Wählen Sie bitte von allen Worten, die Sie heute gehört haben, eins aus, das für Sie ganz wichtig ist und sagen Sie es der Reihe nach laut in die Runde.

Erwachsenen-Workshop Nr. 20
Farben

Einführung
1. Wie haben Sie das letzte Treffen erlebt?
2. Wenn Ihr Name eine Farbe hätte, welche wäre das?

Zentralteil
3. Könnten Sie Ihren Namen mit Farbe verschönern?
4. Wie sieht Ihre Lieblingsfarbe aus?
5. Welchen Namen würden Sie Ihrer Lieblingsfarbe geben?
6. Wenn Ihre Farbe eine Bewegung wäre, wie würde diese aussehen?
7. Wir bilden einen Farbenkreis
8. Wir teilen uns in Farbgruppen auf
9. Die Farbgruppen kreieren eine Selbstvorstellung
10. Die Gruppen präsentieren sich

Abschluss
11. Wie fühlen Sie sich jetzt?
12. Welche Bedeutung wird meiner Lieblingsfarbe zugeordnet?
13. Abschlusskreis

Material: Kasten mit farbigen Zetteln: weiße, gelbe, orange, rote, grüne, blaue, lila, braune und schwarze. Jede Farbe sollte mehrfach vorhanden sein, da mehrere Teilnehmende sie wählten könnten.
Auf jeden Zettel wird die Bedeutung seiner Farbe geschrieben, entsprechend der Farbbedeutung in der Kultur der Teilnehmenden. Als Beispiel sind im Anhang die Farbbedeutungen im ex-jugoslawischen Kulturraum angegeben. Bei der Beschreibung der Farben sollte auf eine positive, ermutigende Ausrichtung der Farbbedeutung geachtet werden.

Einführung

1. Wie haben Sie das letzte Treffen erlebt?

Wir haben uns eine Woche nicht gesehen. Wie haben Sie das vergangene Treffen erlebt? (Pause) *Was hat Ihnen gefallen, was hat Sie gestört?* (Pause) *Sind Ihnen in der Zwischenzeit dazu noch wichtige Gedanken gekommen, die Sie uns allen in der Gruppe oder uns als Leiter/innen mitteilen möchten?*

Der Austausch erfolgt frei, es muss nicht der Reihe nach gehen. Auch wenn es nach der Frage zunächst ruhig bleiben sollte, sollte eine Reaktion der Teilnehmenden abgewartet und nicht mit dem eigenen Kommentar begonnen werden.

2. Wenn Ihr Name eine Farbe hätte, welche wäre das?

Wir werden uns heute mit Farben befassen, mit ihrer Anwesenheit im täglichen Leben, mit unseren Erfahrungen mit Farben, mit ihrer allgemeinen und mit ihrer persönlicher Bedeutung.
Stellen wir uns vor, unsere Namen hätten Farben. Welche Farbe hätte Ihr Name?

Der Reihe nach im Kreis.

Zentralteil

3. Könnten Sie Ihren Namen mit Farbe verschönern?

Wenn Sie Ihren Namen mit Farbe verschönern könnten: Welche Farbe würden Sie hinzufügen? Was würden Sie mit der Farbe machen? Ergäbe das eine neue Farbe?

Austausch der Reihe nach im Kreis.

4. Wie sieht Ihre Lieblingsfarbe aus?

Welches ist Ihre Lieblingsfarbe? Denken Sie nicht nur an die Kleidung, die Sie am liebsten tragen, sondern lassen Sie Ihren Gedanken freien Lauf. Wie sieht Ihre Lieblingsfarbe aus? Versuchen Sie, sie zu beschreiben.

Der Austausch erfolgt der Reihe nach im Kreis. Die Teilnehmenden sollten unterstützt werden, nicht nur den Namen der Farbe zu sagen sondern sie sich bildhaft vorzustellen. Dabei können Assoziationen zur Natur, zu bestimmten Gegenden, zu Gegenständen oder zu erlebten Begebenheiten geweckt werden.

5. Welchen Namen würden Sie Ihrer Lieblingsfarbe geben?

Welchen Namen würden Sie Ihrer Lieblingsfarbe geben?

Es werden alle Antworten akzeptiert, gleich ob der Name der Farbe aus einem oder aus mehreren Worten besteht.

6. Wenn Ihre Farbe eine Bewegung wäre, wie würde diese aussehen?

Jetzt wollen wir versuchen, die Lieblingsfarbe durch Bewegung darzustellen. Durch welche Bewegung könnte Ihre Farbe ausgedrückt werden? Stellen Sie diese bitte der Reihe nach dar.

Wir bilden einen Farbenkreis

Wir wollen aus den Lieblingsfarben einen Farbenkreis bilden. Stehen Sie bitte auf und verteilen Sie sich so, dass jede Farbe ihren Platz im Kreis hat.

8. Wir teilen uns in Farbgruppen auf

Wir wollen uns jetzt in Farbgruppen aufteilen. Auf welche Art könnten wir das machen?

Freier Austausch in der Gruppe. Danach finden sich die Farbgruppen zusammen, wobei jede Person ihren eigenen Farbennamen behält.

9. Die Farbgruppen kreieren eine Selbstvorstellung

Sie haben sich als Farbgruppe zusammen gefunden. Überlegen Sie bitte gemeinsam, wie Sie sich als Farbgruppen den anderen z.B. mit Hilfe von Geräuschen, Geschichten, Gesang, Pantomime vorstellen könnten.

10. Die Gruppen präsentieren sich

Die Gruppen stellen sich der Reihe nach vor.

Abschluss

11. Wie fühlen Sie sich jetzt

Wie fühlen Sie sich nach dem, was wir bisher zusammen gemacht haben? Welche Farbe würden Sie Ihrem Gefühl geben?

Austausch der Reihe nach im Kreis.

12. Welche Bedeutung wird meiner Lieblingsfarbe zugeordnet?

Der/die Leiter/in zeigt ein Kästchen mit den vorbereiteten farbigen Zetteln.

In diesem Kästchen befinden sich Zettel in unterschiedlichen Farben. Suchen Sie sich bitte nacheinander die Farbe aus, die Ihrer Lieblingsfarbe ähnlich ist. Schauen Sie sich an, was dort über die Farbe geschrieben steht.

Den Teilnehmenden sollte genügend Zeit gelassen werden, sich mit den anderen über die Botschaften auszutauschen.

13. Abschlusskreis

Möchten Sie noch etwas zu der Botschaft sagen, die Sie gelesen haben?
Wie fühlen Sie sich?
Wenn Sie möchten, können Sie den Zettel behalten. Es ist Ihre persönliche Farbe.

Anhang

1. Die Bedeutung der Farben (im ex-jugoslawischen Kulturraum)

Weiß   *Schneeglitzern*
Bedeutung: Sauberkeit, Erhabenheit, Bescheidenheit. Weiß ist unberührt, unschuldig und ohne Gefühle. Es verbreitet sich über alles, deckt alles sanft zu.

Gelb   *Sonnenwärme*
Bedeutung: Glückserwartung, Hoffnung, Wunsch nach Außerordentlichem, Vollkommenheit, Neues, Talent. Etwas, das erst entsteht. Der Zukunft zugewandt.

Orange   *Fruchtbarer Baum*
Bedeutung: freies Wachstum und Ausbreitung. Lachen. Fruchtbarkeit und Reichtum. Überdauert Veränderungen.

Rot   *Feuer, Eroberung*
Bedeutung: Sieg über Widerstand und Ablehnung. Dauerhaft, Wachstum. Fähigkeit für ständige Erneuerung und Neugeburt. Frieden.

Blau   *Ruhiges Meer*
Bedeutung: Ausgeglichenheit, Harmonie, Sicherheit. Wunsch nach Frieden und Vertrauen. Ruhe des Geistes und Gerechtigkeit.

Lila   *Mondlicht*
Bedeutung: Glaube an Phantasie, Idee und Magie. Liebe zu Irrealem, Talent für Schönes und Ungewohntes. Kenntnis der Sprache der Kunst.

Braun   *Körper*
Bedeutung: Körpergefühl, Sinnessprache. Wunsch nach Ruhe, Entspannung und guter Gesundheit. Bedürfnis nach Lösung.

Grau   *Mauer*
Bedeutung: Ausschließlichkeit, Einschränkung. Wunsch nach Abtrennung von äußeren Ereignissen. Suche nach innerem Frieden und Sicherheit.

Schwarz   *Dunkelheit*
Bedeutung: Neigung zu Extremen, Protest, Widerstand, Herausforderung. Die Dunkelheit ist ein Versprechen, weil sie Gutes und Böses verbergen kann. Macht und Frage.

2. Friedenslied „Schalom - Wir wollen Frieden für alle"

Hevenu shalom alejchem

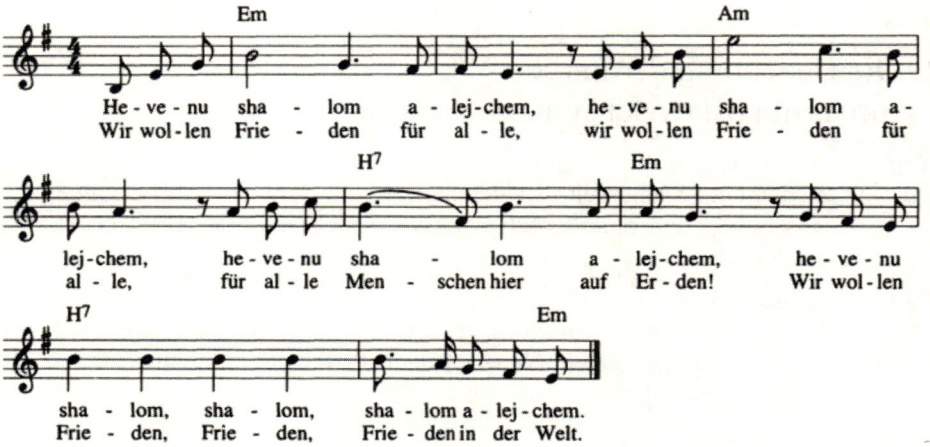

He - ve - nu sha - lom a - lej-chem, he - ve - nu sha - lom a -
Wir wol - len Frie - den für al - le, wir wol - len Frie - den für

lej-chem, he - ve - nu sha - lom a - lej-chem, he - ve - nu
al - le, für al - le Men - schen hier auf Er - den! Wir wol - len

sha - lom, sha - lom, sha - lom a - lej - chem.
Frie - den, Frie - den, Frie - den in der Welt.

Text und Melodie: aus Israel

Traditionelles israelisches Lied. (Aus: Evangelisches Gesangbuch, Ausgabe für die Evangelische Kirche im Rheinland. Luther-Verlag, Bielefeld 1996, Lied Nr. 433)